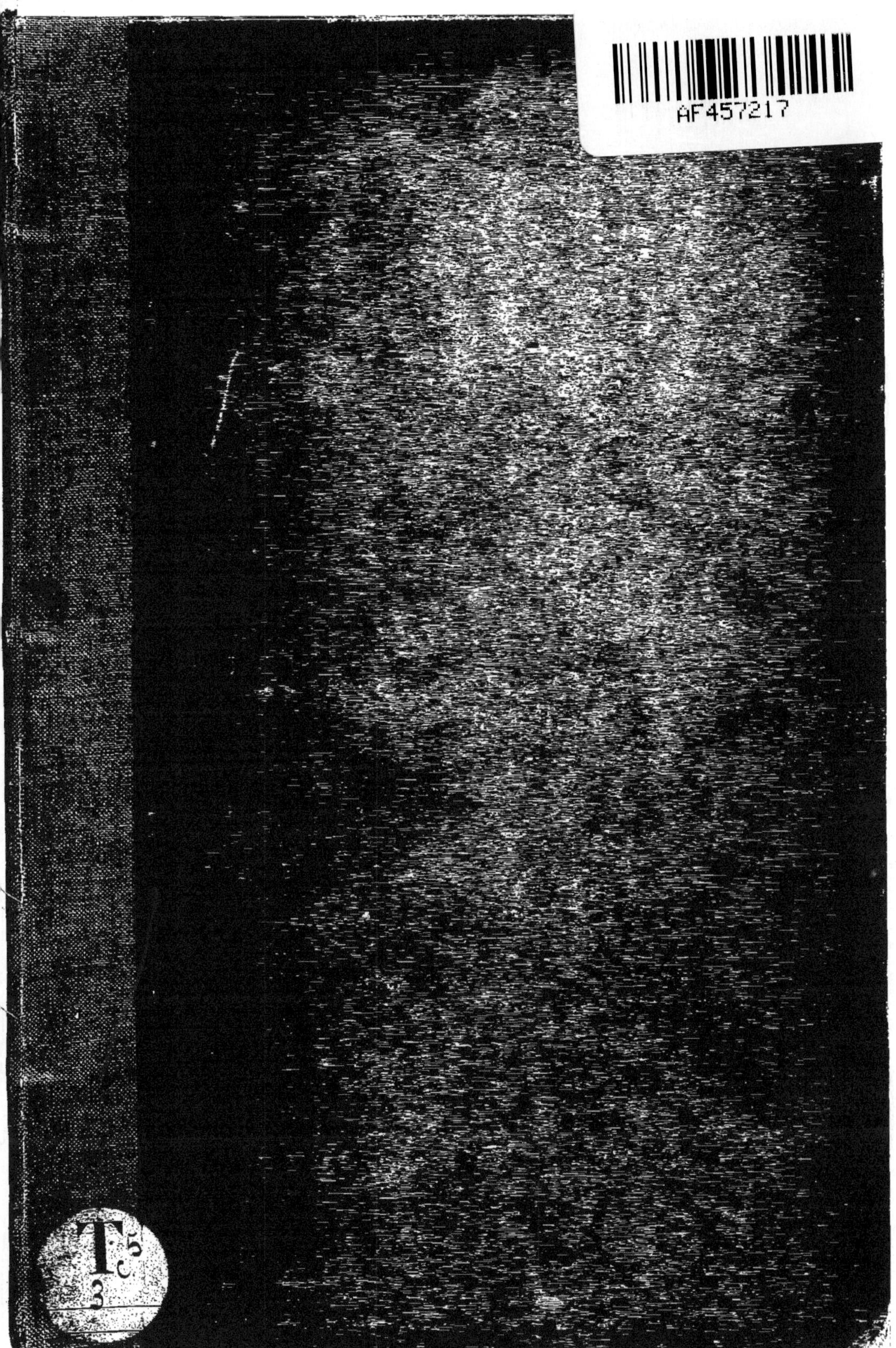

ÉTUDES

DE

GÉOGRAPHIE MÉDICALE

Notamment sur la Question

DE L'ANTAGONISME PATHOLOGIQUE,

Par J. Ch. M. BOUDIN,

MÉDECIN EN CHEF DE L'HOPITAL MILITAIRE DE VERSAILLES.

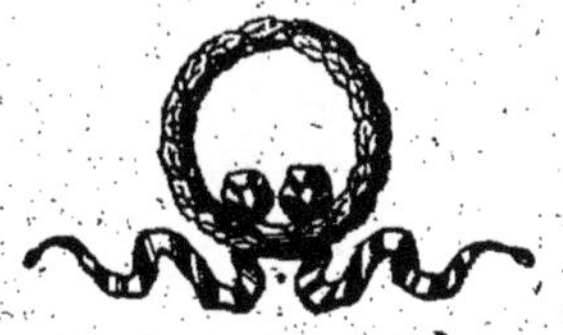

PARIS. — 1846.

CHEZ J.-B. BAILLIÈRE, LIBRAIRE,

17, Rue de l'École-de-Médecine.

MÉMOIRES

SUR DIVERSES QUESTIONS

DE

GÉOGRAPHIE MÉDICALE.

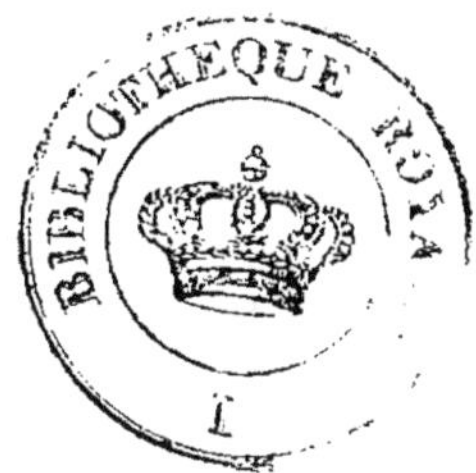

I.

Considérations sur les limites géographiques des fièvres de marais et sur la question de l'antagonisme.

> Sit medicus cosmographus et geographus. Scriptura cognoscitur per litteras, natura vero pedibus ediscitur, à regione ad regionem eundo.
>
> PARACELSUS, *De morbis tartareis*.

Le numéro de janvier du *Journal de médecine* a signalé avec raison ce qu'il y a de conforme au principe de l'*antagonisme* dans la *Statistique médicale* de Saint-Pétersbourg par le docteur Thielmann. En effet, sur 4,453 malades admis, pendant les années 1840 et 1841, à l'hôpital Saint-Pierre et Saint-Paul, il s'est trouvé :

1046 fièvres typhoïdes,
125 phthisics pulmonaires, et seulement
4 fièvres intermittentes.

Encore M. Thielmann fait-il observer que ces 4 fièvres intermittentes étaient importées du dehors. A cette occasion le journal faisait la remarque suivante, ayant trait aux marais qui entourent Saint-Pétersbourg : « Il serait fort curieux de rechercher pourquoi, « dans des conditions qui semblent devoir produire la fièvre intermittente, c'est la « fièvre typhoïde et la phthisie pulmonaire qui apparaissent. » Qu'il me soit permis de rappeler à ce sujet ce que j'ai dit sur la répartition géographique des fièvres de marais. (*Géographie médicale*, page 16.)

« Considérées d'une manière générale, les fièvres paludéennes diminuent de fré- « quence dans les climats froids en raison directe de l'élévation de la latitude, mais « en se conformant moins à la direction des parallèles qu'à celle des lignes isothermes. « C'est ainsi que, *peu communes à Saint-Pétersbourg, qui pourtant est entouré de ma-* « *rais* et situé par le 59e degré de latitude nord, elles expirent en Asie vers le 57e, « tandis qu'elles dépassent en Suède le 63e degré et atteignent même un peu plus à « l'ouest les îles Shetland. Il résulte de là que la limite boréale des fièvres intermit-

« tentes est en quelque sorte représentée par la ligne isotherme (1) déterminée par une « température annuelle de 5° centigrades, avec une moyenne de 0° en hiver et de 10° « en été, ligne qui s'abaisse dans l'Asie centrale et dans l'Amérique du nord au-des- « sous du 50e degré de latitude boréale, tandis que, entre ces deux continents, et « dans l'Océan atlantique, elle remonte jusque vers le 67e degré de la même lati- « tude. »

Indépendamment des conditions géologiques connues, il faut donc à une localité, pour être propre à la production de fièvres marécageuses *endémiques*, il lui faut, dis-je, réunir encore certaines conditions géographiques de latitude et de longitude, qui diffèrent même d'une manière très-sensible dans les deux hémisphères. Ainsi, tandis que, dans l'hémisphère nord, le domaine des fièvres de marais s'étend jusqu'au 57e degré de latitude (Asie), nous voyons ces fièvres, dans l'hémisphère austral, expirer au cap de Bonne-Espérance et même déjà à l'île de France, sous le 20e degré de latitude sud, malgré la présence dans cette île de tous les éléments géologiques qui ailleurs engendrent des fièvres intermittentes.

Sur 22,506 militaires anglais, admis à l'hôpital du Cap depuis 1818 jusqu'en 1836, on n'a compté que *treize* fièvres intermittentes ; encore tout portait-il à croire qu'elles avaient été contractées dans d'autres climats (*in other climates*). Les maladies de poitrine se montrèrent dans la proportion de 2,218. A Maurice, on compta, dans la même période, sur 38,108 admissions à l'hôpital, 2,550 maladies de poitrine dont 233 phthisies. Le chiffre total des fièvres intermittentes dans ces 19 années, sur un effectif général de 30,515 hommes, ne dépassa point le nombre treize. (*Statist. Reports on the sickness among the Troops, London,* 1840.)

Le nombre des phthisiques admis à l'hôpital militaire de Maurice pendant la même période s'est élevé au chiffre de 233, qui représente une proportion annuelle moyenne de 7 7/10 phthisiques sur un effectif de 1,000 hommes, proportion supérieure à celle observée parmi les troupes stationnant en Angleterre même. Voilà cependant ce qui se passe à 20 degrés de l'équateur, et malgré l'influence d'un climat insulaire et d'une douceur proverbiale. En ce qui regarde la fièvre typhoïde, chacun sait qu'il n'y a pas à la chercher dans l'hémisphère austral.

Les maladies appartenant au groupe nosologique des affections paludéennes sont enfin limitées par l'élévation du sol. J'ai montré dans mon *Essai de géographie médicale* l'absence de la peste à la citadelle du Caire pendant les grandes épidémies de l'an IX et de 1835. Point de fièvre jaune à la citadelle de Barcelone pendant l'épidémie de 1821. Le fort Notre-Dame-de-la-Garde, à Marseille, n'a fourni, pendant les diverses épidémies de choléra, que peu ou point de cholériques. Tous ceux qui ont habité Alger savent combien la Casbah de cette ville est exempte de fièvres intermittentes *contractées sur place;* et les médecins de l'armée peuvent dire combien les types rémittent et continu, si communs dans la plaine pendant l'été, sont rares sur les points élevés de l'Algérie.

Il résulte de ce qui précède qu'une grande élévation du terrain au-dessus du niveau de la mer, aussi bien qu'une latitude géographique élevée, excluent également les manifestations pathologiques de l'intoxication des marais. La solidarité entre ces deux éléments de délimitation est telle, que plus une localité est éloignée de l'équateur, moins elle est propre, à élévation égale, à produire des endémies de fièvres de marais, *et vice versâ*. Il est facile de voir que, si le domaine géographique des

(1) Cette ligne isotherme coïncide d'une manière assez exacte, au moins en Europe, avec la limite boréale du chêne et du froment.

fièvres de marais, au lieu d'être déterminé par les lignes isothermes, était fixé par les parallèles, rien ne serait plus facile que de préciser pour tous les points du globe la hauteur au delà de laquelle le développement d'une fièvre endémique deviendrait impossible. Ainsi, par exemple, le 60e parallèle étant supposé la limite géographique dans l'hémisphère boréal, la hauteur à laquelle les fièvres de marais seraient susceptibles de se manifester sur un point situé sous le 45e degré de latitude du nord serait indiquée par la formule suivante : $45° + (15 . 60$ mètres de hauteur$)$, un degré de rapprochement du pôle correspondant assez bien, sous le rapport de la température, à une élévation verticale de 60 mètres.

Ces principes posés, il est facile de comprendre comment Saint-Pétersbourg, malgré son entourage marécageux, reste néanmoins exempt de fièvres à quinquina *ou à arsenic* (1), tandis que cette capitale est ravagée par la phthisie et la fièvre typhoïde.

Ce qui est ici rendu permanent par une raison géographique peut se présenter ailleurs accidentellement, tantôt par l'inondation ou le desséchement d'un marais, tantôt par le pavage d'une localité marécageuse. J'ai rapporté dans ma *Géographie médicale* de nombreux exemples du changement survenu dans la pathologie de diverses localités ainsi modifiées. Par contre, il n'est pas rare de voir certaines localités, qui ne produisent habituellement que des maladies de poitrine et des fièvres typhoïdes, devenir des foyers de fièvres intermittentes à la suite de changements survenus dans leur sol propre ou dans celui des environs. C'est ce que l'on a pu remarquer dans certaines villes riveraines du Rhône, depuis les grandes inondations de 1840.

L'histoire pathologique de Londres est sans contredit une des plus curieuses à étudier au point de vue qui nous occupe. Les cartes du temps d'Elisabeth indiquent encore de vastes marais situés au sud de cette ville ; le marais de Moorfields ne fut desséché qu'au 17e siècle. Aussi l'évêque Burnet, auteur de l'*Histoire de la réforme*, compare-t-il les ravages des fièvres intermittentes à ceux d'une véritable peste. En 1558, ces fièvres sévirent avec une telle intensité qu'une grande partie de la récolte fut perdue par le manque d'hommes valides et en état de faire la moisson ; Willis, Morton, Sydenham ont constaté la fréquence à Londres des fièvres de marais. Jacques Ier, Cromwell et toute sa famille en furent les victimes. Voici ce qu'écrivait Cromwell, surnommé le *Roi des marais*, en raison de sa sollicitude pour le desséchement du sol :

« Matrem pietissimam, fratres, sorores, servos, ancillas, nutrices conductitias quotquot « erant, ac eosdem nobiscum parietes ac fere omnes ejusdem ac vicinorum pagorum « incolas, hoc veneno infectos et decumbentes vidi. »

Les diarrhées et dyssenteries, que l'observateur retrouve dans toutes les localités marécageuses, faisaient encore, au milieu du 17e siècle, de 2,000 à 3,000 victimes par an parmi les habitants de Londres. Eh bien, veut-on savoir ce qu'est devenue cette ancienne pathologie de la capitale de l'Angleterre ? « Bateman et sir Gilbert Blane (2) faisaient la

---

(1) J'ai démontré il y a trois ans (*Traité des fièvres de marais*) que l'acide arsénieux répond, comme le quinquina, aux types rémittent et continu des fièvres d'origine marécageuse, aussi qu'à bien qu'à leur type intermittent. Joignant l'exemple au précepte, j'ai soumis à cette médication près de deux mille malades évacués en grande partie des hôpitaux de l'Algérie sur Marseille, et je n'ai pas hésité un seul instant à naturaliser depuis huit mois ce traitement à Versailles, où plusieurs centaines de fièvres intermittentes, dont un grand nombre, rebelle à la quinine, ont cédé à la solution arsenicale avec une promptitude qui ne redoute aucune comparaison.

(2) On lira avec intérêt, dans les *Select dissertations* de G. Blane, un Mémoire dans lequel l'auteur cite la phthisie pulmonaire au nombre des maladies dont la proportion a augmenté à Londres. Heberden a insisté sur le même point. M. Villermé a démontré que, dans les

« remarque que la plupart des fièvres intermittentes que l'on rencontre aujourd'hui à « Londres portent sur des individus *venant de la campagne.* » (*Londres ancien et moderne*, par Bureau Rioffrey.) En revanche, la proportion des phthisies et des fièvres typhoïdes s'est tellement accrue qu'en **1839** le chiffre des décès pour la première de ces maladies a été de **7,104**, pour la seconde de **1819**. Pendant la même période, le chiffre des décès pour fièvres intermittentes ne dépassa point le nombre *six* (1). S'il est une chose avérée pour quiconque a suivi avec impartialité les débats relatifs à la question de l'antagonisme, c'est qu'aucun de ceux qui l'ont combattu ne l'avait comprise, opinion que l'un de mes opposants a lui-même exprimée dans les termes suivants : « On peut dire qu'aucune des attaques dont l'antagonisme a été l'objet ne l'a sé« rieusement atteint et encore moins renversé. » Cet aveu me dispense de revenir à une réfutation qui déjà a été aussi complète que possible.

A ceux qui seraient désireux de prendre connaissance des faits nombreux qui servent aujourd'hui de base au dogme de l'antagonisme et de résumer les débats relatifs à cette importante question, je ne puis que recommander la lecture d'une brochure que le docteur Tribe vient de publier sous le titre : *De l'heureuse influence des pays marécageux sur la tuberculisation pulmonaire*, **1843**. Si, en dépit de tout le terrain gagné depuis huit mois par le principe que je défends, quelques esprits impatients lui reprochaient de marcher avec trop de lenteur, je leur rappellerais ces belles paroles d'un célèbre économiste : « La science qui est la vérité doit, comme l'éternelle justice, « savoir attendre : que lui importent quelques années de plus ou de moins ? Plus encore « qu'un triomphe éclatant, elle doit désirer une victoire qui ne soit pas trop douloureuse « aux vaincus, une victoire lente, successive, mesurée. » (Rossi, *Cours d'économie politique.*)

---

contrées marécageuses, l'été et l'automne sont les deux saisons les plus malsaines ; cette opinion est pleinement confirmée par l'examen de la mortalité de Londres, qui, de 1630 à 1647, se trouve répartie comme il suit : hiver, 38,866 décès ; printemps, 40,337 ; été, 48,850 ; automne, 61,913. Dans Londres moderne, la mortalité la plus grande correspond à l'hiver et au printemps. Ainsi donc, en perdant son caractère marécageux, cette ville a vu augmenter la proportion des phthisiques ! Une telle transformation de la pathologie endémique est bien faite pour prouver que la loi d'antagonisme, vraie dans l'ordre des lieux, l'est également dans l'ordre des temps. J'ai cité (*Géogr. méd.*, pag. 92 et 100) des exemples de transformation analogue de la pathologie d'une localité, observés en Amérique par le docteur Green, et en Suisse par le docteur Schoenlein.

(1) Indépendamment des modifications du sol, Londres a subi de notables changements dans sa température, dus, au moins en partie, à la destruction des forêts de Middlesex qui protégeaient la ville contre les vents du Nord. Avant cette destruction, la vigne était cultivée sur les coteaux de Hatton, Garden, Smithfield. Dès 1674, Claromont faisait remarquer que le raisin ne mûrissait plus : « *Vix ullibi perfectò maturum fructum degustavi.* »

II.

Mémoire sur quatre cas de guérison de phthisie pulmonaire *et sur l'antagonisme entre la fièvre intermittente et quelques autres maladies*, par **L. de Crozant** (1).

Les travaux de M. Prus et, dans ces derniers temps, de MM. Rogée, Boudet, Beau, ont rendu plus populaire l'opinion de Laënnec sur la cicatrisation des cavernes, qu'ils ont démontrée par les ouvertures cadavériques, et par conséquent ont habitué à l'idée de voir se guérir quelquefois une maladie contre laquelle jusqu'à présent on n'osait rien tenter de sérieux. L'espérance du succès peut seule donner, en effet, la confiance et autoriser la persistance nécessaire dans l'emploi d'une médication quelconque. Il faut aujourd'hui recueillir avec soin les guérisons qu'on a cru observer, étudier avec discernement les circonstances au milieu desquelles elles se sont opérées, et s'efforcer d'en tirer une indication thérapeutique.

Je me fais un devoir de publier les quatre cas de guérison qui sont à ma connaissance et que j'aurais gardés pour moi si les travaux qui ont paru dans ces derniers temps ne rendaient ces faits à la fois moins extraordinaires et moins inutiles à la science. Ces guérisons de phthisie ont été toutes les quatre observées dans des circonstances qui ajoutent à leur intérêt propre et les rendent encore plus extraordinaires pour moi, puisqu'elles se sont opérées dans le pays le plus malsain, le plus humide que je connaisse.

Le travail de M. Boudin et les discussions qu'il a soulevées ont un peu dissipé mon embarras et m'ont encouragé à rechercher si, dans le pays où j'avais observé deux de ces guérisons, je ne trouverais pas d'autres exemples analogues. M. le docteur Lizon, médecin à Donzy, m'en donna deux autres et voulut bien me confier aussi des renseignements importants qui m'ont permis de compléter quelques notes relativement à la question de l'antagonisme de la fièvre intermittente et de la phthisie pulmonaire.

Une exposition de la géographie pathologique du pays où ces quatre observations ont été recueillies, toute écourtée qu'elle soit, pourra je crois, être utile à l'étude de la question de l'antagonisme et justifiera, sous ce point de vue, l'importance que j'attache à ces quatre guérisons qui ont eu lieu au centre du terrain le plus marécageux.

Le département de la Nièvre est un de ceux qui présentent le plus d'intérêt pour l'étude de la fièvre intermittente et qui offrent le plus de facilité pour résoudre la question de l'influence de cette maladie sur la phthisie pulmonaire et d'autres affections. Une partie surtout de ce département est tout à fait propre à cette étude par la diversité des terrains qu'elle renferme dans un espace assez resserré. Dans le canton de Donzy, en effet, on voit des terrains bas, marécageux, argileux, recouverts deux ou trois fois l'an par les eaux d'une rivière qui les traverse, encadrés à l'est par une lisière de bois

---

(1) Jusqu'ici les médecins, qui se sont prononcés en faveur du principe d'antagonisme pathologique que je défends, s'étaient bornés à rapporter des faits établissant seulement la rareté relative de la phthisie pulmonaire et de la fièvre typhoïde dans les localités à caractère marécageux bien prononcé. Le Mémoire de M. de Crozant, qui renferme d'ailleurs une foule de documents intéressants sur la géographie médicale de la Nièvre, va plus loin : il tend à démontrer l'action curative de ces mêmes localités. B.

qui y retient toutes les émanations marécageuses, placés par conséquent dans les circonstances les plus favorables au développement de la fièvre intermittente, et à côté, à une ou deux lieues des bords de cette rivière qui roule partout sur la vase, on trouve des terres calcaires, sèches, bien situées, sur lesquels coulent des ruisseaux très-limpides.

Ces différences extrêmes de terroirs qui se rencontrent sur une superficie de quelques lieues carrées coïncident d'une manière frappante avec des différences aussi extrêmes dans la nature des maladies qui affectent les habitants de cette contrée. Le canton de Donzy, que j'ai trouvé capable à lui seul de fournir des résultats importants et dignes d'intérêt à l'appui du travail de M. Boudin, se trouve placé dans l'arrondissement de Cosne. Vers l'extrémité nord-est du département de la Nièvre, il est traversé dans toute son étendue par la *Noain*, rivière qui décrit du nord à l'ouest une courbe à concavité assez marquée depuis Entrains, lieu où elle prend naissance, jusqu'à la ville de Cosne qu'elle traverse pour se jeter dans la Loire, parcourant ainsi un espace de huit ou dix lieues. Cette rivière, mal contenue dans son lit, est bordée de terrains bas qu'elle inonde fréquemment et dont la nature argileuse retient l'eau presque toute l'année et qui se trouvent ainsi changés en vastes marécages de six à sept lieues d'étendue. A partir du milieu de la courbe qu'elle décrit au niveau de la ville de Donzy, la Noain est bordée à l'est à une demi-lieue de distance par une lisière de bois épais et très-étendus qui l'accompagne et la suit dans son trajet jusqu'à sa source.

Cette circonstance que je signale à dessein, entrave le desséchement complet des parties submergées, entretient une humidité constante et rend beaucoup plus malsaines les communes qui s'étendent depuis Donzy jusqu'à Entrains. C'est, en effet, dans ce trajet que se trouvent les communes de Couloutre, de Perroy, les plus misérables et les plus malsaines de tout le département. L'autre portion de la rivière, qui s'étend de Donzy à Cosne, du milieu de la courbe jusqu'à l'ouest, coule aussi au milieu de marais, mais moins considérables et qui disparaissent à mesure qu'on approche de l'embouchure de la Noain. Ces marais sont aussi beaucoup plus éloignés des bois et sont bornés au sud par des terrains calcaires très-secs sur lesquels nous verrons exister une forme pathologique tout à fait différente.

Les communes de Sully, de Saint-Quentin, qui se trouvent sur cette seconde portion de la rivière, sont d'autant moins empaludées et malsaines qu'on approche davantage de son embouchure.

Sur les deux rives, les terrains sont marécageux, mais la rive droite est plus malsaine et plus meurtrière que la gauche. C'est un fait d'observation qui n'a échappé ni aux médecins ni aux habitants. Ils attribuent cette différence aux vents du midi qui poussent toujours de ce côté les émanations marécageuses; mais il faut aussi tenir compte de la nature des terrains qui changent beaucoup plus vite à la gauche qu'à la droite de la rivière.

La commune de Couloutre située sur la Noain dans sa portion la plus dangereuse, enveloppée au levant par une ceinture de bois qui emprisonnent les miasmes marécageux qui s'y développent, exposée en outre à ceux que poussent vers elle les vents du sud-ouest qui ont balayé les marais du bas de la rivière, est constamment ravagée par la fièvre intermittente qui y règne en maîtresse toute l'année, qui devient par moment plus commune, et revêt la forme épidémique sous des influences inappréciables ou du moins qui n'ont pas été assez saillantes pour frapper l'attention des médecins.

La vie est impossible dans cette contrée et toujours le chiffre de la mortalité l'emporte sur celui de la naissance; aussi n'y voit-on pas de vieillards; presque tous les habitants sont des hommes étrangers à la commune et qui y sont attirés par le prix plus faible des terres.

Tous les habitants, enfants et adultes sont pâles, cachectiques, infiltrés, vieillis avant l'âge, affectés d'hydropisies de toutes sortes qu'augmentait singulièrement l'habitude qu'ils avaient de se faire saigner fréquemment ; leur rate est hypertrophiée, le foie engorgé ; le scorbut, les scrofules viennent souvent ajouter à la laideur du tableau que présentent ces paysans. Ils ont les jambes couvertes d'ulcères, ils sont lourds, indolents, et la misère, suite inévitable de leur paresse maladive, les cloue jusqu'à la mort dans cet affreux état de souffrance. C'est la fièvre intermittente seule qui les jette dans cet état de marasme et de langueur ; c'est à peine si l'on rencontre chez eux quelques autres maladies.

La phthisie y est inconnue ; M. le docteur Lizon, médecin habile et très-instruit qui a bien voulu me communiquer une partie du détail relatif à cette commune, qui ne connaissait pas le travail de M. Boudin et n'avait aucune idée préconçue, aucune cause d'illusion, m'écrivit : « la phthisie pulmonaire est excessivement rare dans nos com-« munes (canton de Donzy) et depuis vingt ans que j'exerce la médecine dans ce pays « *je n'en ai pas encore vu un seul cas dans la commune de Couloutre* (1). » Dans toute la circonscription de sa clientèle, ce médecin, le plus occupé du pays, n'a observé, depuis vingt ans, que sept cas de phthisie dont deux suivis de guérison. J'en rapporterai l'histoire.

De ces sept phthisiques trois étaient de Donzy même, chef-lieu de canton, ville assez peuplée (deux à trois mille âmes), qui, à cause de cette circonstance, présente des exceptions pathologiques dignes d'intérêt au milieu de l'uniformité qui règne dans les campagnes voisines (2). De ces trois phthisiques, l'un était cardeur, et son état a dû exercer une influence sur le développement de sa maladie ; les deux autres étaient un oncle et un neveu qui, chose assez remarquable, furent seuls malades dans leur famille. Les quatre autres se trouvaient dans la commune de Sully qui déjà devient moins marécageuse que les communes dont nous venons de parler : deux guérirent et ces deux malades habitaient sur le bord de l'eau, l'un des deux était meunier ; les deux autres qui moururent habitaient les parties les plus saines de la commune. A ce nombre je dois ajouter les deux seuls phthisiques que j'ai vus dans le pays et qui ont été assez heureux pour guérir au moins temporairement. J'ai eu soin d'ausculter tous les malades qui venaient pendant mon séjour à Sully me consulter pour des fièvres intermittentes. Je n'ai jamais pu constater de signes de tuberculisation, et comme je faisais de la médecine gratuite je ne manquais pas de consultants.

A mesure qu'on descend la rivière vers l'ouest, les marais deviennent moins étendus, les fièvres intermittentes moins fréquentes et moins tenaces, et quand on arrive à son embouchure dans la Loire, à Cosne, l'antagonisme entre la fièvre et la phthisie devient moins appréciable. C'est ce qui est résulté pour moi des renseignements que j'ai recueillis, surtout auprès de M. le docteur Gambon, médecin à Cosne, qui ne trouve

(1) Si l'on veut bien se rappeler que MM. les docteurs Nepple et Pacoud ont tenu un langage non moins explicite sur l'*absence absolue* de la phthisie pulmonaire *au milieu* du pays d'étangs de la Bresse ; si l'on se souvient d'autre part des conclusions analogues de M. Chassinat en faveur des marais de Rochefort, nous demanderons si une pareille concordance d'observation peut raisonnablement être considérée comme un résultat du hasard. B.

(2) L'entassement des hommes dans la ville entraîne toujours une habitude pathologique manifeste et cette influence doit être sensible au milieu des marais comme ailleurs.

pas dans son observation journalière les éléments favorables à la loi de l'antagonisme, ce qui doit être d'après la circonscription de la clientèle de ce médecin.

A Cosne, en effet, et dans ses environs, la fièvre intermittente est beaucoup moins commune que vers le haut de la rivière. A Sully, Donzy, Perroy, Couloutre, etc., etc., elle se montre sous forme épidémique à des intervalles assez éloignés et la forme endémique y est très-peu grave. Aussi n'ai-je point été étonné d'entendre dire à ce médecin qu'il voyait la phthisie et les autres maladies régner de concert avec les fièvres ; en outre, à Cosne, ville de cinq mille âmes, nous rentrons dans les conditions qui résultent de l'entassement et qui impriment leur cachet à la nature des maladies. Pendant mon séjour dans cette ville, j'ai eu occasion, en effet, d'y voir plusieurs phthisiques et plusieurs fièvres typhoïdes.

C'est donc ailleurs, c'est au centre de l'impaludation, à Couloutre, par exemple, qu'il faut rechercher l'action qu'exercent les miasmes des marais sur les maladies en général. Nous avons dit ce qu'il en était pour la phthisie ; nous avons vu que le médecin le plus occupé du canton de Donzy n'avait vu, pendant vingt années d'exercice, que sept phthisiques dont deux paraissent aujourd'hui parfaitement guéris, qu'il n'en avait pas vu un seul dans la commune de Couloutre où il est appelé tous les jours et qui renferme une population de six cent quatre-vingt-dix âmes ; pas un seul non plus dans la commune de Perroy, limitrophe de la précédente et aussi malsaine qu'elle. C'est à partir de Donzy et en suivant le cours de la Noain qu'il a rencontré les sept cas que nous avons signalés dans la ville elle-même ou dans la commune de Sully (de quinze cents âmes), dont une partie offre un contraste frappant avec les bords de la rivière, et enfin, en arrivant à Cosne, la maladie semblerait être assez fréquente et l'emporter sur l'influence des marais que nous avons dit disparaître peu à peu ; la phthisie pulmonaire n'est pas la seule maladie que la fièvre intermittente ait bannie de ces communes. L'influence miasmatique semble aussi s'être étendue à différentes maladies qui, à plusieurs reprises se sont montrées dans l'arrondissement sous forme épidémique très-grave.

Ainsi plusieurs épidémies de dyssenterie ont régné dans le pays et ont été très-mortelles. Eh bien ! dans les communes que nous avons dit être le centre de l'impaludation, Couloutre, Perroy sur les deux rives de la Noain, depuis Donzy jusqu'à Entrains, pas un seul cas n'a été observé dans la commune de Sully ; même privilége pour les hameaux situés près de la rivière et qui sont livrés à la fièvre intermittente. Ailleurs, au contraire, l'épidémie sévissait avec rigueur : à Cessis-les-Bois, par exemple, jolie commune située au milieu des bois, dans un riche et magnifique vallon formé de prairies très-saines, où l'on ne trouve pas un caltha, pas un iris, pas une plante de marais, l'épidémie fut terrible et rapidement mortelle. Dans le petit hameau de la Fellehouse, dépendant de la commune de Sully, mais situé sur un plateau calcaire très-sec, sans rivière ni marais, il y eut plusieurs cas mortels ; dans la ville de Donzy il y eut quelques cas légers qui se terminèrent tous par la guérison.

Ces différences remarquables furent surtout sensibles pendant l'épidémie dyssentérique de 1833 et furent observées et notées avec soin par M. Lizon, médecin des épidémies.

L'année précédente, en 1832, le choléra respecta également les communes de Couloutre, Perroy et les rives de la Noain jusqu'à sa source.

Quant à la fièvre typhoïde sur laquelle je demandais aussi des renseignements à M. Lizon, voici ce qu'il m'écrivit : « Les fièvres typhoïdes sont fréquentes dans nos « pays, et souvent elles règnent épidémiquement. On en trouve toujours quelques cas « isolés.

« Croirait-on que ce sont les endroits les plus sains en apparence qui sont ordinaire-
« ment le lieu des épidémies de fièvres typhoïdes! J'en ai vu quelques cas rares à Coulou-
« tre, à Perroy, à Sully, sur les deux rives de la Noain, tandis que des épidémies
« très-meurtrières ont éclaté à Aligny, Colmery, Ciez, Menou, villages situés sur des
« montagnes très-sèches sans eau ni marais. »

Ces détails présentent quelque intérêt par eux-mêmes et ont aussi l'avantage de nous faire connaître la topographie et les habitudes pathologiques du pays dans lequel nous avons été assez heureux pour trouver quatre cas de guérisons de phthisie qui me paraissent bien constatés et dont je vais donner l'histoire. Tous quatre ont été observés sur les rives marécageuses de la Noain dans la commune de Sully-Latour et au milieu de circonstances qui étaient loin de faire espérer un résultat aussi heureux. Voici les deux observations que je dois à la bienveillance de M. le docteur Lizon et que je copie textuellement :

Ire Observation.—Le 13 juillet, je fus mandé chez le nommé *Jean-Charles Meunier*, âgé de 27 ans, homme fort et assez bien constitué, domicilié depuis quelque temps à Sully-Latour, dans un moulin situé sur la rive gauche de la Noain. Aucun renseignement ne fut donné sur sa famille. Cet homme me dit n'avoir jamais été sérieusement malade; mais être sujet à une toux sèche qui lui causait un peu d'oppression, mais ne l'avait jamais obligé de quitter son travail. Il s'était alité depuis deux jours et se plaignait d'une grande difficulté de respirer sans point de côté ; toux fréquente sans expectoration notable. A la partie antérieure et supérieure du poumon gauche, matité à la percussion. A l'auscultation le murmure respiratoire me parut très-faible en ce point. Comme il y avait de la fièvre, que le pouls était fort et développé, je fis une saignée et ordonnai le repos, la diète et des boissons adoucissantes.

Je ne revis cet homme que le 29 août, un mois et demi après, il y avait alors de l'amaigrissement, de la diarrhée et des sueurs abondantes. La fièvre qui existait encore avait sensiblement diminué. Peu d'appétit, beaucoup de toux ; il s'était établi une expectoration abondante ; les crachats étaient purulents, de mauvais goût pour le malade et de temps à autre mêlés de sang. A l'auscultation, je trouvai du souffle et une pectoriloquie fort évidente à l'endroit précité. La maladie ne me parut pas douteuse, et je portai un fâcheux pronostic. Je prescrivis à l'intérieur les pilules de Morton et pour tisane de la gomme, du lichen avec le sirop de tolu.

Du 29 août au 3 octobre, je vis cinq fois ce malade et, contre mon attente, l'état général s'améliorait sensiblement quoique les signes fournis par l'auscultation fussent toujours à peu près les mêmes. Il reprenait de l'appétit, crachait beaucoup moins, mais toussait toujours, ses digestions étaient bonnes. Les forces et le facies revenaient peu à peu malgré le mauvais temps de cette saison, et à la fin d'octobre il surveillait ses domestiques.

Je restai huit mois sans le voir et, le 24 juin 1830, à une foire de Donzy, il vint à mon grand étonnement me souhaiter le bonjour et m'assurer qu'il était guéri et se livrait à ses occupations habituelles. Je l'auscultai et reconnus de suite l'existence d'une caverne par la persistance du bruit de souffle et pourtant il me dit qu'il ne toussait plus. Depuis cette époque je le perdis de vue, et, le 23 décembre 1843 (13 ans après notre dernière entrevue), j'ai été assez heureux pour le rencontrer chez lui. Je m'empressai de l'ausculter et je n'ai pu rien saisir d'extraordinaire à la place de l'ancienne caverne ; il jouit d'une très-bonne santé.

IIe Observation.—Le 13 avril 1839 je fus mandé chez le père Cassier (Pierre), à la Buffière, commune de Sully-Latour, pour voir sa fille alitée depuis quelque temps. Je trouvai une jeune fille de 19 ans, maigre et chétive, malade depuis très-longtemps; depuis un an passé elle n'avait pas vu ses règles, elle toussait et crachait, son état avait empiré, et lorsque je la vis, elle avait des sueurs, de la diarrhée, beaucoup de toux et une expectoration abondante de crachats purulents et fétides, de la fièvre presque continuellement et ne mangeait pas. L'auscultation me fit reconnaître une pectoriloquie non douteuse et tous les signes d'une grande excavation siégeant à la partie supérieure et antérieure du poumon gauche. J'annonçai aux parents que leur fille était évidemment phthisique et me bornai à prescrire un régime adoucissant et des pastilles balsamiques. Je la revis le 27 du même mois dans le même état, je n'en entendis plus parler et je la crus morte.

En mai 1840, 15 mois après, je la rencontrai dans une prairie gardant ses moutons. Elle me dit qu'elle était bien portante, ses règles étaient revenues ainsi que son appétit et ses forces. Elle se livrait à ses travaux ordinaires; mais, quoique ayant bon facies, elle était maigre et mince comme elle l'avait toujours été. D'ailleurs elle ne toussait et ne crachait plus depuis quelque temps. Je n'ai pas eu malheureusement depuis l'occasion d'examiner la poitrine de cette jeune fille.

Voici maintenant les deux faits que j'ai eu occasion d'observer dans le même village et qui ont trait l'un à une femme de 35 ans et l'autre à un jeune homme de 18 ans, garçon meunier, habitant, comme le sujet d'une des deux observations précédentes, le bord de la Noain.

IIIe Observation. — En 1839, à l'époque des vacances, c'est-à-dire en juillet ou en août, je fus prié d'aller visiter une femme qui avait servi comme domestique dans la maison où je me trouvais et qui s'était retirée depuis deux ans dans un des villages les plus sains de la commune de Sully. Je trouvai une femme maigre et pâle se plaignant d'être abîmée par les fièvres depuis le printemps. Cette fièvre était quotidienne, la prenait presque toujours le soir, lui avait à peine laissé quelques jours de repos, et avait résisté à toutes les préparations de quinine. Elle m'apprit ensuite qu'elle s'enrhumait habituellement avec facilité et que, pendant tout l'hiver, elle était ordinairement obsédée d'une toux sèche, que depuis sa fièvre le rhume ne l'avait pas quittée ; mais que la toux était devenue grasse et entraînait une expectoration assez abondante. Je ne pus voir les crachats qu'elle recevait dans son mouchoir; mais elle me dit avoir craché du sang, et son mari m'affirma que déjà, avant d'être si malade, elle en avait plusieurs fois vomi. Elle avait de l'oppression, quelques palpitations, des sueurs abondantes la nuit à la tête et à la poitrine surtout, perte complète d'appétit, des selles ordinairement normales, quelquefois de la diarrhée. Je ne me souviens plus quels furent les signes physiques que je trouvai en auscultant la malade, mais les signes physiologiques me parurent à cette époque tellement caractéristiques que je dis qu'elle était phthisique et que si la maladie continuait à marcher avec la même vitesse elle aurait peu de temps à vivre. Quelques jours après je partis pour Paris sans la revoir, mais on m'en donna fréquemment des nouvelles à cause de l'intérêt que lui portaient ses anciens maîtres.

Elle passa tout l'hiver dans le même état et traîna ainsi jusqu'au printemps de 1840 avec la fièvre, la toux, les sueurs, etc. Les accidents s'aggravèrent à cette époque, l'amaigrissement et la faiblesse augmentèrent beaucoup, et au mois d'août, quand je la vis pour la seconde fois, je pus constater au sommet du poumon droit l'existence d'une énorme excavation tuberculeuse en pleine suppuration, souffle, gargouillements, etc.; dans tout le reste de la poitrine on entendait des râles muqueux et sous-crépitants répandus çà et là ; le sommet du poumon droit était le siége des mêmes râles et rien de plus. La diarrhée était devenue plus fréquente, la fièvre reparaissait tous les jours et avec un frisson beaucoup plus marqué qu'on ne l'observe ordinairement dans les fièvres hectiques. Pendant deux mois que je restai à la campagne, je la voyais presque tous les jours et ne lui fis faire aucun traitement sérieux, persuadé à l'avance de leur inefficacité. A cette époque elle quitta son village pour venir occuper un logement dans la maison de campagne où je me trouvais sur le bord de la rivière, dans un château entouré de fossés malsains, situé dans un bas-fond, sur un terrain marécageux et très-fiévreux. En partant je crus pouvoir affirmer qu'elle ne passerait pas l'hiver; mais il n'en fut rien.

Elle traîna avec son mal, se soutint en s'affaiblissant cependant toujours, et, au mois de mai 1841, elle était dans le dernier état de marasme et de consomption. Elle se levait cependant encore quelquefois, mais avec une peine extrême. Le souffle persistait à gauche avec la même force, il n'y avait pas de gargouillements, les râles avaient disparu du reste de la poitrine, excepté sous la clavicule droite. Les crachats étaient toujours purulents, mais ronds et durs, et l'expectoration n'eut jamais la forme de purée. A cette époque elle avait des syncopes fréquentes pendant lesquelles j'ai plusieurs fois cru à sa mort, une surtout plus inquiétante et qui fut la dernière. Il y eut alors une espèce de réaction, la fièvre qui avait diminué depuis quelque temps reparut et fut suivie d'une éruption érythémateuse qui occupait presque tout le corps. Ces phénomènes n'étaient point rassurants dans les circonstances où se trouvait la malade : et, en la quittant au mois de juillet, j'étais loin de compter la retrouver l'année suivante.

Elle passa l'hiver assez bien ; au printemps de l'année 1842, elle reprit des forces, en été je la trouvai tout à fait bien et je dus penser que je m'étais trompé dans mon diagnostic plutôt que de croire à un rétablissement que j'étais si peu en droit d'attendre ; mais je l'auscultai et je trouvai à gauche le bruit de souffle que j'y avais constaté, aucun râle ne l'accompagnait ; la respiration se faisait bien dans tout le reste de la poitrine, même sous la clavicule droite. Plus de fièvre, plus de sueurs, la malade mangeait de bon appétit, digérait bien, avait rarement de la diarrhée; elle toussait encore un peu, crachait quelquefois, mais jamais de sang depuis cinq ou six mois.

Cette année (1843) j'ai revu cette femme qui jouit d'une santé parfaite, ne tousse, ni ne crache jamais, s'acquitte très-bien du rôle pénible de femme de peine à la campagne, lave les lessives, travaille dans les champs, etc. Elle s'est très-bien portée depuis l'année dernière, sauf quelques accès de fièvre intermittente qu'elle a eus au mois de mars et qu'elle a rapidement coupés avec la quinine. D'après elle sa guérison complète (disparution de la toux et de l'expectoration) daterait de septembre ou octobre 1842, c'est-à-dire de 15 mois, car aujourd'hui elle se porte toujours très-bien et profite de plus en plus; elle continue toujours à habiter la même campagne. Pendant mon séjour à la campagne, cette année, je l'ai à plusieurs reprises auscultée avec soin, et tout porte à croire que la guérison est définitive. A gauche, sous la clavicule, l'expiration est prolongée et a encore un peu le caractère soufflant ; mais, dans tout le reste de la poitrine, la respiration se fait très-bien.

IVe Observation.— En mai 1841, on me pria d'aller voir, à un quart de lieue de la campagne où j'étais, un jeune homme de 18 ans que le médecin avait dit être poitrinaire et n'avoir pas grand temps à vivre. J. Vilain était garçon meunier chez son père, au moulin neuf situé sur la Noain ; il était à la mort lorque je le vis, et il me fut facile de voir que le diagnostic n'était pas douteux.

Sa mère est d'une constitution faible et tousse souvent, le père était très-bien portant, il est mort depuis, je ne sais de quelle maladie. Quand à lui, maigre et chétif comme tous les enfants du bourg de Sully, il paraissait à peine âgé de 13 ans. Il avait toujours été dans un état maladif qu'on avait attribué aux fièvres et qui avait été traité en conséquence ; il avait toujours toussé, et l'année précédente, à la même époque à peu près, il a été alité pendant un mois pour la même maladie ; mais depuis ce temps ses forces étaient restées toujours abattues; il avait craché beaucoup de sang pendant sa maladie, et fréquemment depuis, des sueurs nocturnes, une diarrhée quelquefois assez intense, une toux grasse suivie d'une expectoration abondante ne l'avaient pas quitté. De la fièvre le soir de temps en temps, de l'inappétence et un amaigrissement continuel, tels sont les symptômes qui ont le plus frappé ses parents.

Depuis trois semaines il ne quittait plus le lit ; lorsque je le vis, il était dans un état de consomption extrême que justifiait une diarrhée continuelle et très-abondante. Ses forces étaient épuisées, sa voix faible et voilée ; inappétence, amertume de la bouche, pas de coliques. La toux était très-grasse et quinteuse, expectoration purulente, solide, flottant dans une quantité assez considérable d'écume bronchique. A gauche, quelques craquements sous la clavicule, un peu de matité en arrière, un souffle pur sans râle; la respiration était bruyante dans le reste du poumon. A droite en avant, sous la clavicule, souffle caverneux très-fort avec des gargouillements et un son très-mat; le reste du poumon me parut assez sain. Je revis ce malade quatre à cinq fois pendant les deux mois que je restai à Sully-Latour ; je lui prescrivis pendant ce laps de temps des médicaments assez insignifiants, sauf un vomitif que je lui fis prendre lorsque je m'aperçus qu'il avalait une partie de ses crachats, probablement à cause de son extrême faiblesse.

Je ne remarquai aucun changement dans son état pendant ce temps et je le laissai dans un état désespéré, m'étonnant seulement qu'il ait encore pu se soutenir aussi longtemps.

L'année suivante, en 1842, on m'apprit que mon malade était sur pied, ne toussait et ne crachait plus, mangeait très-bien et se livrait à ses travaux dans l'intérieur du moulin. On me dit qu'on lui avait conseillé l'*herbe à la forçure* (je crois que c'est la pervenche), qu'il s'en était très-bien trouvé, que ses forces avaient repris, que ses sueurs et sa diarrhée avaient diminué peu à peu pour disparaître complétement, qu'il n'avait pas quitté son habitation humide et que sa fièvre n'avait pas reparu depuis huit ou dix mois. Je félicitai la mère de la guérison de son fils, persuadé alors qu'elle avait pris un mieux momentané pour une guérison complète; je ne voulus pas détruire son illusion maternelle et je ne revis pas son enfant.

L'été dernier (1843), je ne manquai pas en arrivant de m'informer de la santé de ce garçon. J'appris qu'il se portait toujours très-bien et qu'il avait changé de moulin. J'avais hâte de le revoir. Je trouvai un garçon de 21 ans, bien constitué, vigoureux, qui ne portait aucune trace extérieure du misérable état où je l'avais vu trois ans auparavant, et qu'il me fut difficile de reconnaître pour l'enfant chétif que j'avais soigné. Je ne trouvai rien à l'auscultation; seulement la partie antérieure et supérieure droite de la poitrine était un peu moins bombée que l'autre côté, et le bruit respiratoire y était un peu moins intense que sur le reste des parois thoraciques. Il était toujours garçon meunier, courait les chemins pour mener les fournées, portait des sacs de farine sur son dos, était sans cesse exposé au froid, à la pluie et accusait sous tous les rapports une excellente santé.

Sont-ce des guérisons ou seulement des moments d'arrêt? Pour le malade de M. le docteur Lizon qui n'a rien vu reparaître, depuis treize ans, ce ne peut être une question; pour les trois autres qui ne sont plus malades depuis deux ou trois ans, je crois qu'il est naturel d'admettre une guérison plutôt qu'une rémission. Les phthisiques ont des moments de rémission très-marqués comme j'ai eu occasion de l'observer souvent cette année à la Salpêtrière; mais, dans ce cas, ils toussent toujours un peu, et les signes physiques sont toujours là pour indiquer qu'il y a chez eux une caverne qui secrète du pus en plus ou moins grande quantité. Mais chez les sujets de ces observations, les râles, le gargouillement ont disparu; il reste chez eux ou une diminution du bruit respiratoire, ou une expiration prolongée, ou un léger souffle; tous signes qui doivent se rencontrer dans le cas d'une caverne vide et sèche, ou d'une induration, suite inévitable de la cicatrisation du sommet d'un poumon; et puis ces individus ne toussent et ne crachent plus, et je crois que, dans les deux cas que j'ai observés, les signes étaient trop grossiers et trop manifestes pour que je puisse m'arrêter à l'idée d'une erreur dont je reconnais la possibilité, mais que je ne puis admettre pour les deux malades que j'ai vus; et devant, dans ces circonstances, choisir entre la nécessité de reconnaître des guérisons de phthisie ou l'obligation de ne plus ajouter foi aux signes physiques et généraux de cette maladie quand ils sont tous réunis et évidents, je crois qu'il est à la fois plus sage et plus consolant de croire à une guérison, à la cicatrisation d'une caverne que les nombreuses autopsies que j'ai faites à la Salpêtrière m'ont démontré être une chose excessivement commune chez les vieilles femmes, comme le prouvent du reste les travaux que je signalais en commençant ce mémoire.

A quoi faut-il attribuer ces guérisons? Je n'en sais rien. J'ai eu soin seulement d'indiquer qu'aucun traitement actif n'avait été employé, qu'aucun soin hygiénique n'avait été commandé, et qu'elles se sont opérées dans un pays humide, malsain, sur le bord d'une rivière, au milieu de terrains bas et marécageux.

III.

Recherches sur la phthisie pulmonaire et la fièvre typhoïde *considérées dans leurs rapports avec les localités marécageuses; par le docteur* **Brunache.**

De même que chaque pays possède son règne végétal et son règne animal caractéristiques ; de même il possède aussi son règne pathologique à lui, il a ses maladies propres et exclusives de certaines autres.
BOUDIN, *Traité des fièvres interm.*, p. 69.

Parmi les questions agitées aujourd'hui dans le monde médical, une des plus intéressantes, une des plus fécondes en application pratiques, est, sans contredit, celle de l'antagonisme pathologique.

Si la vérité du principe qui en fait la base était démontrée, l'on pourrait enfin préciser les lieux les plus favorables au traitement palliatif, curatif ou prophylactique de deux affections contre lesquelles l'art s'est montré jusqu'ici d'une impuissance déplorable. Les localités dans lesquelles l'expérience aurait démontré l'absence ou la rareté de la phthisie pulmonaire ne seraient-elles pas une arme puissante pour combattre cette cruelle maladie qui fait le désespoir de la médecine et enlève chaque jour aux familles une partie de leurs membres? Et, si ces mêmes localités assurent une immunité contre la fièvre typhoïde, dont les victimes ne sont pas moins nombreuses, ne pourrait-on pas tourner au profit de l'humanité cet heureux privilége?

Pénétré de la haute importance du problème, j'en ai fait depuis trois ans un sujet spécial de mes études. Peut-être le travail suivant, dans lequel j'ai ajouté mes observations personnelles aux publications déjà nombreuses relatives à cette question, ne paraîtra-t-il pas dépourvu d'un certain intérêt d'actualité.

CHAPITRE Ier.

De l'antagonisme en général.

Quod ubique, quod ab omnibus, quod omni tempore creditum est, verum est.
(VINCENT DE LÉRINS.)

L'action prophylactique et même curative du séjour dans les localités marécageuses semble avoir été entrevue par quelques auteurs, tant anciens que modernes. Celse envoyait les phthisiques en Egypte et sur le littoral du nord de l'Afrique. Boerhaave dit : « Febres intermittentes, nisi malignæ, corpus ad longævitatem disponunt et depurant « ab inveteratis malis. » F. Hoffmann, Sydenham et Lancisi ont aussi signalé, dans leurs écrits, l'influence salutaire des fièvres intermittentes. Ramel et M. Nepple, parmi les modernes, ont constaté l'immunité dont jouissent contre la phthisie les habitants des localités marécageuses. En 1840, M. Boudin signala (*Traité des fièvres intermittentes*) l'existence d'un antagonisme entre l'intoxication paludéenne d'une part, la tuberculisation pulmonaire et la fièvre typhoïde d'autre part. Cette opinion neuve, et qui peut devenir riche en applications utiles, fut formulée de la manière suivante : « La modification de l'homme par le séjour dans un lieu marécageux, *quand cette modification est portée à un haut degré,* rend l'organisme moins apte à la production de la phthisie pulmonaire et de la fièvre typhoïde. »

Dans un nouveau travail publié en 1843, sous le titre de *Géographie Médicale*, M. Boudin reprit sa proposition et soutint : « 1° Que la phthisie pulmonaire et la fièvre typhoïde sont, *tout égal d'ailleurs,* plus rares parmi les habitants des localités marécageuses ; 2° les localités dans lesquelles ces deux maladies se montrent fréquentes sont remarquables par la rareté des fièvres intermittentes *contractées sur place.* »

Ce ne fut cependant qu'après avoir été, le 15 mai 1843, l'objet d'un rapport à l'Académie de médecine de la part de M. Rayer, que les opinions de M. Boudin reçurent du public médical l'attention qu'elles méritaient.

Après avoir cherché à démontrer la vérité de ces propositions, en s'appuyant sur son observation personnelle et sur celle d'une foule d'auteurs recommandables, M. Boudin conclut que la modification de l'organisme par les pays de marais, est la seule cause de l'immunité contre la phthisie et la fièvre typhoïde.

Quelque paradoxale que paraisse cette proposition, la possibilité de l'existence de cette immunité ne saurait être mise en doute, si on la compare à d'autres immunités qui, pour être tout aussi singulières, n'en ont pas moins reçu la sanction de l'expérience, et dont quelques-unes sont d'une observation journalière.

Ainsi, tout le monde sait que la modification de l'économie par le virus vaccinal préserve, au moins pendant un certain temps, de la variole ; qu'une première attaque de plusieurs maladies exclut une seconde attaque de la même maladie. Suivant Schnurrer, la petite vérole peut empêcher le développement de la peste, et les individus atteints de la première affection ne contractent pas la seconde. (*Comp.*, t. 3, p. 374.) Plusieurs médecins assurent que l'usage de la belladone préserve de la scarlatine. On lit à l'article CHOLÉRA ÉPIDÉMIQUE du *Répertoire des sciences médicales :* « Dans certaines fabriques où l'on manie en grand le charbon animal, le soufre ou le mercure, le choléra ne s'est point montré. La ville d'Idra, voisine d'une mine de mercure, a été préservée aussi bien que quelques personnes soumises à un traitement mercuriel. » M. Stokes, professeur à l'Université de Dublin, rapporte, et MM. Mérat et Delens ont signalé également (*Dictionnaire de mat. méd.*) que les fièvres de marais, qui ravageaient autrefois une certaine localité de Cornouailles, en ont complétement disparu depuis l'établissement, dans cette localité, d'une fonderie de cuivre, métal dont la fusion dégage, comme on sait, des particules arsenicales (1).

Selon M. Chomel, « l'état puerpéral, loin d'être une prédisposition active à la maladie typhoïde, semblerait au contraire en être un préservatif. » (*Leçons cliniques*, etc.) Lind et M. Boudin ont observé que le scorbut préserve du typhus des prisons. J'ai vu moi-même la dothiénentérie cesser d'exercer ses ravages parmi les soldats de la garnison de Marseille, à mesure qu'une épidémie de méningite prenait de l'intensité, et reparaître quand celle-ci arriva à son déclin. Dans une lettre à l'Académie de médecine (séance du 27 février 1844 ; voir la *Gazette médicale* du 1er mars), j'ai rapporté les deux faits suivants qui tendent à établir un antagonisme pathologique entre le typhus traumatique et l'affection scrofuleuse.

OBSERVATION Ire. — Le 2 octobre 1841, le nommé Gros (Auguste), soldat au 20e léger,

---

(1) Par ma position spéciale, j'ai pu constater moi-même, dans les salles militaires de l'Hôtel-Dieu de Marseille, l'efficacité remarquable des préparations arsenicales sur plusieurs milliers de fièvres de marais.

entra à l'Hôtel-Dieu de Marseille. Doué d'une constitution éminemment scrofuleuse, il portait au-dessus de la clavicule droite un ulcère scrofuleux de la surface d'une pièce de 50 centimes, et qui s'était développé depuis 15 jours à la suite d'un engorgement des ganglions cervicaux. Les bords de l'ulcère étaient légèrement décollés, et à son centre venait s'ouvrir un trajet fistuleux qui remontait à un pouce vers les ganglions engorgés. Pendant un mois le malade fut traité par l'iode, administré intérieurement et extérieurement par des injections tantôt émollientes dans le trajet fistuleux, tantôt par le nitrate d'argent. Le 1er novembre la maladie ne présentait pas la moindre amélioration, quand Gros fut atteint de pourriture d'hôpital. Quatre jours après, l'ulcère avait acquis une surface très-étendue ; mais déjà l'engorgement des ganglions du cou avait complétement disparu. Le huitième jour, la pourriture d'hôpital avait cédé à un traitement énergique, mais purement antiphlogistique ; le douzième jour, la plaie était cicatrisée, et peu de temps après le malade sortit de l'Hôtel-Dieu parfaitement guéri et n'ayant plus aucun caractère de la diathèse scrofuleuse.

J'ai revu ce malade, cinq mois après sa sortie de l'hôpital, dans un très-bon état de santé.

Observation IIe. — Toste (Benoît), chasseur au 20e léger, fut admis à l'Hôtel-Dieu de Marseille le 15 avril 1841. Ce jeune homme, d'un tempérament lymphatique, était affecté depuis plus d'un mois d'un gonflement considérable du coude droit, ayant tous les caractères d'une tumeur blanche : les extrémités osseuses qui composent cette articulation étaient manifestement tuméfiées ; tout mouvement de l'avant-bras sur le bras était impossible ; il y avait une large ulcération à la partie postérieure du coude, sur le point correspondant à l'olécrâne, à la surface de laquelle plusieurs trajets fistuleux venaient s'ouvrir, et permettaient de constater, à l'aide d'un stylet, le ramollissement de cette portion d'os.

Pendant sept mois, l'état du malade, loin de s'améliorer, alla en s'aggravant, malgré l'emploi de l'iode à l'intérieur et comme topique, malgré l'usage des bains de mer, l'application du fer rouge et la compression. Plusieurs autres trajets fistuleux s'étaient fait jour autour de l'articulation, l'amaigrissement était très-prononcé, et, les forces affaiblies.

Depuis plusieurs jours on cherchait à familiariser le malade avec l'idée du sacrifice de son membre, quand, le 2 novembre 1841, il fut infecté par la pourriture d'hôpital. Sous l'influence du traitement mis en usage dans le cas précédent, cette complication avait disparu le 10 du même mois, et, le 25, toutes les plaies, tous les trajets fistuleux étaient cicatrisés.

A cette époque le volume de l'articulation était infiniment moindre qu'avant l'invasion de la pourriture d'hôpital, bien qu'il fût encore plus grand que celui de l'articulation correspondante ; les mouvements de l'avant-bras sur le bras étaient rétablis en partie, et n'occasionnaient plus la moindre douleur au malade.

Je revis également ce militaire plusieurs mois après sa sortie de l'Hôtel-Dieu, et je constatai que les saillies osseuses du coude conservaient encore une grosseur plus grande que dans l'état normal, mais elles n'étaient le siége d'aucun travail pathologique ; le mouvement de flexion de l'avant-bras sur le bras s'opérait librement ; celui d'extension était incomplet. D'ailleurs le malade jouissait alors d'une très-bonne santé.

En présence de pareils faits, qui établissent l'existence du principe de l'antagonisme d'une manière générale, celui que M. Boudin a signalé entre les maladies de marais d'une part, la phthisie et la fièvre typhoïde d'autre part, ne perd-il pas son apparence paradoxale, et ne serait-il pas injuste de le rejeter sans contrôle ?

Dès lors, je crois convenable de rapporter avec détail, en raison de l'importance du sujet, les fait nombreux publiés en faveur de ce principe. Je procéderai ensuite à l'appréciation des faits au moyen desquels on a prétendu le combattre.

CHAPITRE II.

De la phthisie pulmonaire et de la fièvre typhoïde considérées dans leurs rapports avec les localités marécageuses. — De l'antagonisme en particulier.

Plurimi morbi, nullis remediis domandi, tempestate vel cœlo mutato sponte, evanescunt, aut levantur.
(GREGORY.)

ASIE.

Au rapport de Volney (*Voyage en Egypte et en Syrie*), « l'air du désert est dangereux pour les poitrines délicates, et l'on est obligé d'envoyer d'Alep à Lataqîé ou à Saïde les Européens menacés de pulmonie. Cet avantage de l'air de la côte est compensé par de plus graves inconvénients, et l'on peut dire qu'en général il fomente des fièvres intermittentes. » Ce qui signifie évidemment que cette partie de l'Asie, qui exerce une influence favorable sur les phthisiques, est marécageuse.

A Madras (*Indes orientales*), où dominent, comme on sait, les maladies de marais, les admissions aux hôpitaux militaires ont été, en 1821, au nombre de 17,429. Le chiffre des décès par phthisie n'a pas dépassé 14 ; celui des fièvres typhoïdes a été 0. Pour les troupes indigènes, les admissions se sont élevées à 49,399 ; le chiffre des décès par phthisie a été de 26. *J. Annesley, Sketches of the diseases of India.* (Acad. de méd., séance du 3 octobre 1843. Communication de M. Boudin.)

Moelmyne (*Indes*). — Il a été admis à l'hôpital de cette localité de 1829 à 1836, pour fièvre quotidienne, 1,149 militaires ; pour fièvre tierce, 233 ; pour quarte, 2 ; pour rémittente, 594. En revanche, le chiffre des admissions à l'hôpital a été, pour fièvre typhoïde, 0 ; pour phthisie pulmonaire, 4 ; pour hémoptysie, 2 ; (*Statist. Reports on the sickness among the troops*, London, 1841 ; traduct. de M. Boudin.)

(EMPIRE DES BIRMANS.) *Place de Rangoon.*—Il a été reçu à l'hôpital, 1° pour fièvre intermittente, 805 militaires ; pour fièvre rémittente, 1,290 ; 2° pour fièvre typhoïde, 0 ; pour hémoptysie, 3 ; pour phthisie, 7.

Place de Prome. — Sur 240 décès observés dans la garnison anglaise, 22 ont été causés par des fièvres intermittentes, 1 par phthisie pulmonaire.

Place d'Arracan.—Sur 318 décès survenus parmi les troupes anglaises, 224 appartiennent à la fièvre, 6 indistinctement à toutes les maladies pulmonaires. (Op. cit.)

« Les maladies pulmonaires, dit M. Annesley, sont rares dans les provinces méridionales de l'Inde ; elles ne le sont pas dans les localités *plus élevées* du nord. » B.

AMÉRIQUE.

Le docteur Green, de New-Yorck, rapporte qu'à Whitehale, province de Washington, où dominent les fièvres de marais, il n'existe pas d'exemple de phthisie développée sur les lieux, et que les phthisiques qui s'y rendent y éprouvent une amélioration aussi prononcée que soutenue. Le même auteur ajoute qu'un marais, près de Rutland, ayant été converti en étang, les fièvres intermittentes endémiques y furent remplacées par la phthisie pulmonaire. La population ayant pétitionné et obtenu la suppression de l'étang, ou, ce qui est synonyme, le rétablissement du marais, les choses prirent une tournure opposée. (*Repert. Jahrbuch der gesammten Heilkunde*, par le docteur Sachs, p. 65 ; ouvr. cité par M. Boudin.)

Aux Antilles, où les maladies paludéennes font un si grand nombre de victimes, la fièvre typhoïde est presque inconnue. « C'est une affection si rare à la Martinique, dit M. Dutrouleau, que les médecins du pays qui ne sont pas venus en France depuis longtemps la connaissent à peine. » (Thèse, p. 32.) Aussi Chervin assure que, pendant une résidence de six années aux Antilles et à la Guiane, il n'en a pas observé un seul cas. « Il y a donc lieu de croire, ajoute ce médecin, que les pyrexies, qu'on désigne depuis quelque temps, dans les régions équinoxiales, sous le nom de fièvres typhoïdes, sont tout simplement des fièvres d'origine paludéenne, auxquelles on applique une dénomination qui est aujourd'hui à la mode, comme l'était, il y a vingt ans, celle de gastro-entérite. » (*Gazette médicale*, 1843, p. 631.)

AFRIQUE.

Algérie.—Dans un Mémoire communiqué à l'Académie de médecine, M. C. Broussais a donné des documents qui démontrent la rareté de la phthisie pulmonaire en Algérie. Ces documents comprennent une masse de 40,000 malades, parmi lesquels on ne trouve que 62 phthisiques, c'est-à-dire 1 sur 650. De plus, M. Broussais a établi que la proportion des sujets morts en Algérie par suite de phthisie était à celle des individus qui avaient succombé à d'autres maladies, comme 1 est à 102 ; résultat d'autant plus remarquable, qu'un calcul analogue de M. Benoiston, de Châteauneuf, donne pour la mortalité occasionnée par cette maladie dans l'armée, en France, une moyenne de 1 mort sur 5. Mais n'existe-t-il pas en Algérie, comme en d'autres pays, des localités n'offrant pas le bénéfice de l'immunité contre la phthisie? C'est là précisément la question qu'il s'agissait d'élucider au point de vue de l'application pratique ; car, si l'immunité appartient à certaines localités et non à d'autres, comme semblent l'indiquer les observations de M. Antonini, et notamment celle de M. Boudin, il est certain qu'une distinction rigoureuse devient ici indispensable. Malheureusement M. Broussais a complétement passé sous silence cette distinction ; mais les chiffres fournis par ce médecin qui, d'ailleurs, n'a pas observé lui-même en Algérie, n'infirment en aucune manière les observations faites sur les lieux par un grand nombre de médecins de l'armée. Au contraire, ils en sont la confirmation ; car tout le monde sait le rôle important de l'élément marécageux dans la pathologie de la majorité des localités occupées par nos troupes en Algérie.

Suivant M. Bonnafont (*Géogr. méd. d'Alger*, pag. 125), « les affections de poitrine, et la phthisie surtout, forment la classe la moins nombreuse des maladies qui sévissent sur la population indigène et européenne d'Alger. » Au reste, voici les chiffres fournis par ce médecin :

Pour 1836.........	1 phthisique	sur 39 ;	1 décès.
Pour 1837.........	1 —	sur 49 ;	1 —
Pour 1838.........	1 —	sur 55 ;	6 —

Dans un travail sur les maladies régnantes à Alger, M. Laveran n'a signalé que 9 cas de phthisie sur 1,368 maladies internes, c'est-à-dire 1 sur 152. Or, tout le monde sait combien les maladies de marais sont nombreuses dans cette ville.

M. Moreau écrivait à l'Académie de médecine, le 23 octobre 1839, qu'à Bone, où domine également l'élément marécageux, il n'a constaté que 12 cas de phthisie sur un total de 6,245 militaires malades traités par lui, et seulement 6 tuberculeux sur 250 morts. Sa lettre se terminait par les conclusions suivantes : « 1° que la phthisie est extrêmement rare chez les habitants du pays ; 2° que les Européens en sont rarement atteints ; 3° Que la marche de la maladie est enrayée chez les Européens phthisiques ; 4° que la phthisie est loin d'y être constamment mortelle. »

Mais, si les tuberculeux sont rares sur le littoral marécageux du Nord de l'Afrique, en revanche ils sont nombreux à Constantine où, suivant M. Antonini, « les fièvres d'accès sont accidentelles, souvent contractées ailleurs et non endémiques. » (*Mém. de méd. mil.*, t. L, pag. 215.)

Sur 9 femmes européennes mortes dans cette ville de 1838 à 1840, M. Deleau signale (*Mém. de méd. mil.*, t. LII) 4 décès par phthisie pulmonaire. Enfin voici comment s'exprime M. Bonnafont sur la pathologie de cette place : « On remarque beaucoup de phthisiques à Constantine, ainsi qu'un grand nombre d'individus atteints d'affection du système lymphatique, telles que les scrofules, le rachitis, etc., maladies presque inconnues à Alger. » L'efficacité du séjour dans la partie marécageuse de l'Afrique est telle, qu'au rapport de ce dernier médecin « plusieurs soldats, qui, avant leur entrée au service avaient été affectés de rhumes opiniâtres, n'ayant jamais rien ressenti de leur ancienne indisposition pendant un séjour de deux années dans la province d'Alger, n'ont eu qu'à passer deux hivers à Constantine pour voir reparaître avec plus d'intensité les altérations dont ils étaient porteurs. Plusieurs eussent infailliblement succombé, si nous ne nous fussions empressés de les soustraire à l'influence du climat de l'ancienne Cirta, en leur accordant des congés pour aller à Bone ou à Alger. » (Op. cit., p. 137.)

En ce qui concerne la fièvre typhoïde, on trouve, comme pour la phthisie, sa fréquence en raison inverse du nombre des fièvres intermittentes. Dans un tableau numérique des maladies qui ont été cause de décès dans la population européenne d'Alger, M. Bonnafont signale :

	1836.	1837.	1838.
Fièvres intermittentes.......	7	29	127
Fièvres typhoïdes...........	0	1	3
Sur décès..................	84	172	301

Tandis qu'à Constantine, on voit reparaître cette affection si rare sur le littoral. « Un troisième groupe de maladies observées dans cette ville, dit M. Antonini, comprend les fièvres typhoïdes ; leur nombre a été assez élevé. Toujours très-graves, elles jettent la consternation dans les populations, les armées et les camps. » (Op. cit., p. 217.)

Sénégal.—Sur 952 malades admis à l'hôpital Saint-Louis, depuis le 17 juillet 1837 jusqu'au 1er juillet 1838, il n'y eut pas *un seul* cas de phthisie, pas *un seul* cas de fièvre typhoïde. (Acad. de méd., séance du 3 octobre 1843.) Or, d'après le docteur Thévenot, alors médecin en chef de cet établissement, la cause principale des maladies de ce pays gît dans le sol alternativement aride et marécageux. » (*Essai médico-hygiénique sur le sol du Sénégal ;* Paris, 1840.) Aussi, dans ce chiffre 952 admissions, les fièvres de marais de *divers types* figurent-elles dans l'énorme proportion des *trois quarts*.

Cette prédominence de l'élément marécageux au Sénégal ne serait-elle pas la cause de l'heureuse influence de ce pays sur un malade dont M. Marjolin parle dans son cours, et qui ne cessa d'être hémoptoïque qu'en allant l'habiter tous les hivers?

Cap de Bonne-Espérance et Maurice. — Sur 22,506 militaires anglais admis à l'hôpital du Cap, depuis 1818 jusqu'en 1836, on a compté 13 fièvres intermittentes seulement, tandis que les maladies de poitrine se montrèrent dans une proportion de 2,218. A Maurice, on compta, dans la même période, sur 38,108 admissions à l'hôpital, 2,550 maladies de poitrine, dont 233 phthisies. Le chiffre total des fièvres intermittentes, dans ces dix-neuf années, sur un effectif général de 30,515 hommes, ne dépassa pas le nombre *treize* (*Statist. reports on the sickness among the troops;* London, 1840). Aussi, malgré la douceur proverbiale de ces climats, les maladies de poitrine, et la phthisie en particulier, ont offert une proportion supérieure à celle observée parmi les troupes stationnant en Angleterre même.

EUROPE.

Iles Ioniennes et Malte. — Le docteur Hennen, qui avait séjourné pendant huit ans, de 1820 à 1828, dans les îles britanniques de la Méditerranée, en qualité d'inspecteur du service de santé des possessions anglaises, rapporte « que la proportion des maladies de poitrine varie beaucoup dans les diverses îles Ioniennes; mais en général leur fréquence y est en raison directe de la rareté des fièvres intermittentes. » (*Sketches of the med. topography of the Mediterranean.*)

D'après le même auteur, à Malte, où la proportion des fièvres intermittentes est, à celle de Corfou, comme 1 à 4, et celle des rémittentes comme 1 à 24, on a observé que les affections de poitrine se sont montrées, de 1814 à 1821, dans la proportion de 85 sur 1,000 malades, tandis qu'à Corfou leur proportion ne dépassait pas 46 sur 1,000, ce qui est à peu près moitié moins.

En ce qui concerne la fièvre typhoïde, le docteur Hennen n'en cite que deux cas à Corfou sur un total de 15,191 malades.

Grèce. — « Pendant mon séjour sur le littoral de la Morée, dit M. Boudin (*Géog. méd.*, p. 96), où l'armée française eut tant à souffrir des maladies de marais, je n'ai pas rencontré un *seul* exemple de fièvre typhoïde; les maladies de poitrine y étaient extrêmement rares, bien que nos malades fussent, jusque vers la fin de 1828, couchés dans la boue. » Le silence gardé par M. Roux, médecin en chef de l'armée, sur la dothiénentérie, confirme pleinement cette observation, et le passage suivant sur les affections de poitrine n'est pas moins significatif: « Une chose digne d'être notée, écrit ce dernier médecin, c'est la faible proportion des maladies de poitrine, tant aiguës que chroniques, et leur faible intensité. En France, si l'on réunissait un égal nombre de malades, on n'entendrait autre chose que le bruit de la toux; ici rien de semblable. Le climat des ports du Péloponèse serait-il peu propre à développer les tubercules pulmonaires? Sur cent valétudinaires renvoyés en France, deux ou trois seulement se plaignaient de toux, et aucun d'eux n'offrait de lésion thoracique grave. En mars 1828, on n'a observé que deux hémoptysies à l'hôpital de Patras, où l'on a soigné 1,243 fiévreux. » (*Hist. méd. de l'armée française en Morée,* p. 84.)

M. Boudin nous informe (*Géog. méd.*) que l'Académie royale de médecine d'Athènes a adopté la question suivante pour le concours de 1843: *Quelle est en Grèce l'in-*

fluence des localités à fièvres intermittentes sur le développement et la marche des tubercules pulmonaires? Le choix d'un pareil sujet prouve évidement que ce corps savant reconnaît aux pays de marais la faculté de modifier l'affection tuberculeuse des poumons.

Italie.—Brera a constaté, il y a quelques années, la rareté de la phthisie à Venise, rareté qu'il attribuait aux émanations des lagunes. « Pendant mon séjour à Venise, dit M. Olivier d'Angers (Acad. de méd., séance du 7 novembre 1843), j'ai cherché à vérifier ce fait, et j'ai vu que, sur 12 ou 14,000 malades admis à l'hôpital de cette ville par année, on n'y rencontrait que sept à huit phthisiques; le reste était presque entièrement atteint de fièvre intermittente et de rhumatisme. »

A Rome, l'influence marécageuse ne se fait pas également sentir sur tous les points de la ville, malgré le voisinage des marais Pontins. Ce fait est expliqué de la manière suivante par M. le baron Michel. « Le comte de Tournon, dit-il, s'accorde également avec moi sur l'avantage de l'agglomération des habitations et des populations dans certains quartiers de Rome, où il y a toujours moins de fièvres que dans les parties moins habitées de la ville, malgré leur exposition aux mauvais vents du sud et les intermédiaires jusqu'à l'ouest, direction dans laquelle sont les marais Pontins et ceux de la campagne de Rome. » (*Statist. méd.*, p. 260; Paris, 1842.) Toutefois cette influence y est assez prononcée, et la phthisie est loin d'y être aussi commune que dans les localités non marécageuses de l'Italie; en effet, d'après M. Andral, il n'y a que 1 tuberculeux sur 20 décès à Rome.

Pise, Parme, Plaisance, dont le séjour est si généralement recommandé aux malades affectés de tubercules qui se rendent en Italie, sont des villes annuellement exposées aux fièvres intermittentes, et dont les environs offrent des terrains marécageux. En revanche, à Naples, on rencontre un phthisique sur 8 décès (Andral, *Trait. de path. int.*, t. I, p. 449), et, suivant M. Journé, 1 sur 2,34. Gênes en compte 1 sur 6 décès, et Nice, dont le climat est si vanté et où viennent séjourner tant de phthisiques, en compte 1 sur 7. (Andral, op. cit.)

Sicile.—Spallanzani nous apprend que, dans cette île, « si, parmi les jeunes gens, il se trouve des individus menacés de *consomption*, on les envoie se rétablir dans les localités marécageuses des environs. » (*Voyage dans les Deux-Siciles.*)

Espagne.—Broussais a observé que, « près de Cadix, il n'y a rien de si rare que les phlegmasies de poitrine et les tubercules, et que toutes les maladies consistent en inflammation du canal digestif ou en fièvres intermittentes. » (*Pathol. gén.*)

France.—Ramel, après avoir décrit la pathologie de la Provence, dit textuellement: « à la Ciotat et à Cassis, où il n'y a pas de marais, la phthisie pulmonaire est commune. » (*Mém. sur l'infl. des marais sur la santé de l'homme*, p. 43.) Cette remarque est conforme en tout point à celle de l'auteur de la statistique du Var qui, après avoir constaté que, depuis le desséchement des marais de Bras, de Saint-Laurent-du-Var, de Fréjus, les fièvres intermittentes sont devenues rares dans ce département, ajoute: « Une maladie cruelle vient tristement faire ombre à ce tableau sanitaire, c'est la phthisie pulmonaire. » Dans un Mémoire inséré dans les *Archives de médecine*, M. Barth cherche à démontrer les bons effets du climat d'Hyères sur les malades atteints de tubercules. Or, d'après le docteur Gensollen (*Essai topog. et méd. sur Hyères*): « On a reconnu que c'est le voisinage des marais qui occasionne à Hyères les maladies qui attaquent annuellement la population... Les maladies de cette ville sont, comme on le voit, les mêmes que celles qui règnent dans tous les lieux marécageux. »

M. Boudin cite un exemple fort remarquable qui semble attester que la célébrité d'Hyères, comme terre hospitalière aux phthisiques, doit être rattachée à la nature paludéenne de ses environs. « En 1841, un habitant du nord de l'Europe, atteint d'affection grave et rebelle des organes respiratoires, lui fut adressé à Marseille, et il l'envoya à Hyères accompagné de deux dames. Peu de temps après son arrivée dans cette dernière ville, sa santé s'était complétement rétablie; mais, en revanche, les deux dames avaient été prises de fièvre intermittente. » (*Traité des fièvr. intermit.*)

Pendant mon séjour à Marseille, je me suis particulièrement attaché à étudier la pathologie des habitants des Martigues et des plaines de la Camargue, dont les nombreux malades affluent journellement à l'Hôtel-Dieu de cette ville. Sur plus de 300 individus venant de ces contrées marécageuses, que j'ai observés pendant les années 1841 et 1842, je n'ai constaté que deux cas de phthisie pulmonaire et pas un seul de fièvre typhoïde. Cette proportion est loin de celle que l'on rencontre parmi les habitants de Marseille qui offrent 1 mort par phthisie sur 4 décès, comme j'ai pu m'en assurer par la vérification des registres de l'Hôtel-Dieu. Pendant le mois de septembre 1842, la fièvre typhoïde sévissait sur la population de cette ville avec une intensité telle que, sur 105 fiévreux reçus dans les salles des civils, 27 en étaient affectés. A cette même époque, sur 67 malades fournis par les pays paludéens dont je viens de parler, et placés dans les mêmes salles que les précédents, il ne se trouvait pas un seul cas de cette affection.

Ces observations sur la pathologie de la Camargue sont pleinement confirmées par les recherches que Marc Dax faisait à la fin du dernier siècle, à Aiguesmortes (*Topog. méd. d'Aiguesmortes*) : « Les maladies chroniques les plus ordinaires, dit cet auteur (p. 23), sont ici les rhumatismes, les obstructions des viscères du bas-ventre, principalement de la *rate*, les hydropisies et l'asthme humide; l'asthme sec est plus rare, et plus encore la *phthisie pulmonaire*. Au premier mois de l'hiver de l'an 5, ajoute-t-il (p. 28), il mourut une jeune veuve atteinte depuis deux ans de phthisie pulmonaire : c'est le seul cas de mort par phthisie, de cette année, sur 107 décès.

Dans l'énumération des maladies qui ont occasionné la mortalité pendant l'année suivante, Dax indique un cas par phthisie sur 70 décès.

Un praticien actuel de la ville d'Aiguesmortes, M. Skilizzi, fut consulté sur la pathologie de ce pays par un de mes amis, le docteur Tribe, et sa réponse confirme mes observations et celle de Dax. En effet, voici comment il s'exprime dans sa lettre, consignée dans la thèse de M. Tribe (Montpellier, nov. 1843) : « Les phthisies, quoique peu nombreuses ici, suivent une marche plus lente que dans les contrées marécageuses. Une chose digne de remarque, c'est qu'on voit plutôt la phthisie accidentelle que la phthisie héréditaire. Il n'est pas moins important de savoir qu'elles n'atteignent presque toujours que les femmes, tandis qu'on a rarement occasion de les observer chez les ouvriers qui travaillent dans les marais, ainsi que chez les préposés de la douane qui, au nombre de 280, les habitent constamment. »

M. Tribe rapporte encore, dans son excellent travail, une communication qui lui a été faite par le docteur Santy, de Mèze, dont la pratique s'étend sur une grande partie du littoral marécageux compris entre les Martigues et cette ville. « Les anciens Mezois, dit-il, ne cessent de répéter qu'autrefois les maladies de poitrine étaient infiniment plus rares, et qu'avec la diminution des fièvres on a vu la phthisie plus fréquente. Une longue expérience nous oblige à reconnaître que les affections de poitrine marchent plus rapidement vers le fatal terme chez les malades de Loupian, pays élevé et peu fiévreux, que chez ceux de Mèze, de Bouzigues, de Marseillan, de Ballarue, lieux bas et humides où les fièvres sont très-fréquentes. »

En terminant, M. Santy se résume en ces termes:

« 1° Depuis la grande diminution des émanations miasmatiques les fièvres, surtout les insidieuses, ont subi un décroissement considérable;

« 2° Cette presque élimination des fièvres a été remplacée par un accroissement dans le nombre des phthisiques. »

Le docteur Isnard m'a assuré qu'à Grasse on rencontre un très-grand nombre de tuberculeux et très-rarement des fièvres intermittentes, tandis qu'à quelques lieues de là, sur les bords du Var, à Cagnes, par exemple, où les maladies de marais sont nombreuses, la phthisie est fort rare. Ce témoignage d'un praticien dont la clientèle est des plus étendues, et auquel on reconnaît un très-bon esprit d'observation, prouve que les localités marécageuses de la partie orientale de la Provence, donnent comme celles de l'ouest, une véritable immunité contre la tuberculisation pulmonaire.

Dès l'année 1828, M. Nepple avait établi (*Essai sur les fièvres interm.*, p. 14) que: « la phthisie tuberculeuse et les scrofules sont les deux maladies qui attaquent le plus rarement l'habitant des marais de la Bresse ; » et qu'en revanche on rencontre fréquemment des tuberculeux dans les pays de coteaux de cette province (p. 19). Par une lettre, communiquée à l'Institut en août 1843, ce médecin vient corroborer son opinion de la manière suivante:

« Pour moi, dit-il, le fait de la rareté de la phthisie dans les localités marécageuses n'est pas douteux, et cette rareté m'a toujours paru en rapport direct avec l'intensité des éléments d'impaludation et diminuer avec eux ; de telle sorte que, si dans les communes situées au centre des pays d'étangs, on n'observe plus un seul phthisique, on rencontre un nombre qui va toujours croissant à mesure que l'on s'éloigne du centre; d'où il résulte qu'à une certaine limite on trouve réunis et les tubercules et les fièvres intermittentes. Ainsi, Montluel que j'habitais est loin de manquer de phthisiques, malgré le règne annuel des fièvres intermittentes; mais les miasmes qui les produisent n'arrivent sur la ville qu'après un trajet d'un quart de lieue, leur influence est faible, instantanée et purement fébrifère. L'organisme entier ne subit aucune modification durable et susceptible de s'opposer au travail de la tuberculisation. Il en est tout autrement dans le centre des marais. En ce qui concerne la fièvre typhoïde, je regrette que mon observation ne me permette pas de répondre à l'appel scientifique de M. Boudin. »

J'ai rapporté en entier la déclaration de M. Nepple, parce que, par sa position spéciale il a pu se livrer à une étude approfondie de la pathologie des marais. Elle est d'autant plus remarquable qu'elle rétablit la loi d'antagonisme avec ses gradations, et par conséquent dans les termes où l'a formulée primitivement M. Boudin.

En effet : « cet antagonisme, dit ce médecin, se présente à des degrés divers et dont la progression est en raison directe de l'intensité d'expression à laquelle atteignent les formes pathologiques prédominantes dans un pays. » (*Géog. méd.*, p. 71.)

M. Nepple ne s'est pas borné à exposer son opinion personnelle, il a voulu connaître celle de ses collègues, et voici une réponse que lui a faite M. Pacoud, et qui a été également communiquée à l'Institut.

« Pendant plus de quarante-cinq ans d'exercice, je n'ai pas recueilli un seul fait en opposition avec les observations que vous avez faites vous-mêmes aux environs de Montluel. A une époque déjà bien éloignée, ma clientèle s'étendait au loin dans le pays d'étangs, j'ai vainement consulté et mes souvenirs et mes notes: je n'ai trouvé *aucune trace de phthisie tuberculeuse.* L'hôpital de Bourg (Ain), qui reçoit beaucoup de malades de ces contrées, ne m'a pas présenté un seul phthisique parmi eux.

« Prenant cette question au sérieux j'ai cru devoir ne pas m'en rapporter à moi seul, et j'ai consulté nos collègues les meilleurs observateurs, et notamment le docteur Hudelet père, médecin de l'hôpital de Bourg et très-souvent appelé dans les communes situées au centre des étangs. Il ne se rappelle pas avoir rencontré *un seul* exemple de phthisie. Une remarque que je tire de mon propre fonds, c'est que les enfants appartenant à des familles riches et qui sont envoyés dehors pour leur éducation perdent le bénéfice des pays paludeux. »

M. Nepple ayant communiqué les remarques qui précèdent à la société de médecine de Lyon, MM. Candi et Rater, médecins de l'Hôtel-Dieu, déclarèrent avoir fait depuis longtemps dans la plaine marécageuse du Forez des observations analogues. L'un d'eux, M. Candy, ajouta que depuis que la condition hygiénique de ce pays s'est améliorée, la phthisie commençait à y être moins rare. En outre, le docteur Arofrein, médecin de Châtillon-les-Dombes, mandait, peu de temps après, à M. Nepple que, « la phthisie est très-rare dans son arrondissement; pendant trois ans, sur un relevé de quatre cents morts, ceux de l'hôpital compris, on n'a compté que huit phthisiques, dont un étranger au pays. » Cependant cette ville n'est pas située dans la partie la plus marécageuse de la Bresse. (*Journal de médecine de Lyon,* mai 1844.)

Bien que M. Nepple assure dans sa lettre que ses observations ne permettent pas d'affirmer ou d'infirmer la rareté de la fièvre typhoïde dans cette province, je crois que l'on peut trouver la solution de la question dans son livre même. En effet, sur 1,352 malades observés à l'hôpital de Montluel, dans l'espace de 54 mois, il n'a constaté que 97 fièvres continues, dont 13 seulement se sont terminées par la mort. Ce qui fait supposer que parmi ces pyrexies continues que M. Nepple ne qualifie pas de typhoïdes, il y en a plusieurs qui ne sauraient recevoir cette épithète. D'ailleurs il dit en parlant de ces fièvres: « Ce genre de maladie m'a toujours présenté des symptômes de gastro-entérite à caractères muqueux, bilieux, adynamique ou ataxique; *ces deux derniers caractères ont été rares.* (Op. cit.)

Dans le numéro de mai du *Journal de médecine,* on trouve quatre observations de guérison de phthisie pulmonaire, sur lesquelles il me paraît difficile de conserver des doutes sérieux. Les malades qui en font le sujet ont recouvré la santé dans un pays marécageux, constamment ravagé par la fièvre intermittente. Là, d'ailleurs, d'après M. de Crozant, interne des hôpitaux de Paris et auteur de ces observations, les tubercules pulmonaires sont presque inconnus. Un médecin de la localité, le docteur Lizon, qui ne connaissait pas les travaux de M. Boudin, et n'avait aucune idée préconçue, aucune cause d'illusion, lui écrivait: « La phthisie pulmonaire est excessivement rare dans nos communes (canton de Donzy, département de la Nièvre), et depuis vingt ans que j'exerce la médecine dans ce pays, je n'en ai pas encore vu un seul cas dans la commune de Couloutre. » Or, la commune de Couloutre est précisément celle qui est le plus exposée aux effluves paludéens, celle qui est le plus constamment et le plus fortement ravagée par la fièvre intermittente. Dans toute la circonscription de sa clientèle, ce médecin, le plus occupé du pays, n'a observé depuis vingt ans que sept cas de phthisie, dont deux suivis de guérison. Il semble aussi que l'influence paludéenne exclut la fièvre typhoïde. Voici ce que M. Lizon écrivait à M. de Crozant au sujet de cette maladie sur laquelle il lui demandait des renseignements: « Les fièvres typhoïdes sont fréquentes dans nos pays, et souvent elles règnent épidémiquement. On en trouve toujours quelques cas isolés. Croirait-on que ce sont les endroits les plus sains en apparence qui sont ordinairement les lieux des épidémies de fièvre typhoïde? j'en ai vu quelques cas rares à Couloutre, à Perroy, à Sully, sur les deux rives de la Noain; tandis que des épidémies très-meurtrières ont éclaté à Aligny, à Colmery, Ciez, villages situés sur des montagnes très-sèches, sans eaux ni marais. »

L'origine des sept cas de phthisie observés par M. Lizon mérite attention : trois ont pris naissance dans la petite ville de Donzy, et l'on pourrait peut-être prétendre, comme le fait M. de Crozant, que l'entassement a pu affaiblir la propriété antituberculeuse des émanations marécageuses. Les quatre autres se trouvent dans la commune de Sully, qui présente moins de marais.

Dans un compte rendu des maladies observées au camp de Glomel pendant les trois derniers trimestres de 1828, M. Faure signale 340 fièvres intermittentes, 6 pneumonies aiguës et pas *une seule phthisie*. (*Mém. de méd. mil.*, t. XXIX.) Ce médecin, après avoir fait observer que les fièvres intermittentes ont formé la grande majorité des maladies traitées, soit à l'hospice de Rostrenen, soit à l'infirmerie du camp, ajoute (p. 123) que les phlegmasies thoraciques ont été rares.

Le docteur Lamothe écrit à M. Bouchardat :

« Je suis médecin de l'hôpital de Dax (Landes) depuis quarante-deux ans. Cet hôpital, indépendamment du local pour les malades civils, contient deux salles pour les militaires. Vous devez croire que, pendant cette longue période d'années, une immensité de malades ont été admis dans cet établissement. Eh bien! j'ai remarqué que tous les phthisiques étaient étrangers à la ville et aux environs, ou bien la phthisie était la suite d'une pneumonie grave ou déterminée par des causes traumatiques.

« Ce que je puis déclarer, c'est que je ne connais point de famille, dans la ville ni dans les environs, atteinte de phthisie constitutionnelle.

« La ville de Dax et les communes qui l'environnent se trouvent soumises à l'*influence des miasmes paludéens.* » (*Ann. de thérap. pour* 1844, p. 112.)

Le docteur Chassinat, attaché au ministère de l'intérieur, a publié un document statistique remarquable sur la mortalité des condamnés dans les trois bagnes de France. En examinant les relevés fournis par les médecins attachés à ces établissements, il a trouvé que les cas de phthisie pulmonaire sont aux autres maladies dans les rapports suivants :

21 1/2 sur 100, plus de 1 sur 4 à Brest ; 4 1/2 sur 100 ou 1 sur 23 à Toulon ; 2 4/5 sur 100 ou 1 sur un peu plus de 35 à Rochefort.

A Brest, pays froid et humide, mais où il n'existe aucune influence marécageuse, l'on n'observe point de fièvres intermittentes ; or, c'est dans cette ville que l'on observe la plus grande proportion de phthisies pulmonaires, dont le rapport est de 1 sur 4.

A Toulon, où règnent communément les fièvres intermittentes, la proportion des phthisiques n'est que de 1 sur 23 (1).

(1) Il pourrait se faire que la rareté de la phthisie parmi les forçats, à Toulon, fût en contradiction avec la pratique des médecins civils. On s'en rendra facilement compte, si l'on considère les lieux où les forçats sont généralement employés : l'arsenal et le chantier du Moureillon. L'arsenal est placé entre la ville et une étendue de terrain assez vaste dont une partie est inculte et marécageuse et qui lui est contiguë à l'ouest. Le Moureillon est à un quart de lieue de la ville et est entouré par un sol bas, constamment humide, souvent inondé, en temps de pluie, par une rivière qui tarit complétement en été. Les habitants de Toulon savent fort bien que le quartier qui se trouve du côté de la Porte-Neuve, le plus bas et le plus rapproché du Moureillon, est très-exposé aux fièvres intermittentes, tandis que celles-ci sont rares parmi les habitants qui occupent le nord de la ville.

Enfin, à Rochefort, ville connue pour une de celles où les fièvres intermittentes sévissent avec le plus d'intensité, et où les fièvres intermittentes pernicieuses causent une grande mortalité, la proportion des phthisiques est seulement de 1 sur 35 ou 36.

Suivant Lepecq de la Clôture, la phthisie est très-rare à Cherbourg, malgré l'influence de quelques causes endémiques, telles que celle des fièvres intermittentes, bien capables de la décider. (*Collect. d'observ. sur les mal. et constit. épid.*)

M. Hahn a adressé à l'Académie de médecine un Mémoire (séance du 29 août 1843) dans lequel il démontre que le nombre des phthisies et des fièvres typhoïdes a diminué dans le 69e de ligne, avec l'augmentation de la durée du séjour de ce régiment dans le foyer marécageux appelé la *Citadelle-de-Strasbourg*. Voici les documents numériques que nous offre l'histoire de ce régiment:

Années.	Nombre des fiévreux sortis de l'hôpital de Strasbourg.	Fièvres intermittentes.	Affections thoraciques.	Phthisies.	Fièvres typhoïdes.
1841	827	146	166	12	73
1842	627	255	55	8	32
1843	391	244	47	1	6
	1,845	**645**	**268**	**21**	**111**

Ainsi donc, sur 1,845 fiévreux sortis de l'hôpital de Strasbourg appartenant au 69e de ligne, les affections entre lesquelles il y aurait opposition se trouvent dans les proportions suivantes :

Fièvres intermittentes..	1 sur 3
Affections thoraciques..	1 sur 8
Phthisies..	1 sur 17
Fièvres typhoïdes..	1 sur 9

Parmi les habitants de cette ville et de l'Alsase en général, on voit le nombre des phthisies et des fièvres thyphoïdes augmenter avec la diminution des maladies de marais. En effet, dans un tableau général des genres de décès de Strasbourg dressé par Graffenhauer (*Topog. méd. de Strasb.*, p. 138), on trouve que sur 20,161 individus morts depuis 1806 jusqu'en 1815 inclusivement, 1,349 ont succombé à la phthisie pulmonaire, 1,501 à la fièvre putride, 307 à la fièvre chaude, et 17 seulement à la fièvre intermittente. En 1807, les victimes de cette dernière affection atteignirent le nombre 5, et celles de la phthisie, qui, les autres années, avaient toujours dépassé 112, furent réduites à 85; tandis qu'en 1815, le chiffre des décès par fièvre intermittente ayant été 0, celui par phthisie s'éleva à 175. En 1836, il y eut à Strasbourg 1,961 décès, dont 229 par phthisie, c'est-à-dire environ 1 sur 8. M. Pascal, médecin en chef de l'hôpital militaire de la même ville, nous apprend que sur 224 fiévreux, morts dans cet établissement pendant l'année 1839, près de la moitié a succombé à la fièvre typhoïde, ainsi qu'à la pneumonie aiguë ou chronique: le chiffre des premiers est de 60, celui des seconds de 42; les décès attribués aux fièvres de marais figurent au nombre de *deux*. (*Mém. de méd. mil.*, t. LIII.) Enfin, sur 394 individus traités à l'hôpital de la clinique de Strasbourg, depuis le 1er juillet 1841 jusqu'au 1er juillet 1842, M. Forget cite 44 cas d'entérite folliculeuse et 38 phthisies pulmonaires. (*Clin. méd.*, 1842.) Il est vrai que plus tard (voir la *Gaz. méd.* du 1er juillet 1843) ce médecin a avancé que les fièvres intermittentes sont nombreuses dans cette ville et dans l'Alsace, *in aere Alsatico*; mais nous verrons plus bas que les chiffres sur lesquels M. Forget base son opinion, loin de prouver la fréquence de ces pyrexies à Strasbourg et dans l'Alsace, en démontrent la rareté; en sorte que M. Hahn a pu dire avec justesse: « Les fièvres intermittentes ne sont pas, comme la phthisie et la fièvre typhoïde, endémiques dans l'Alsace en général, et particulièrement à Strasbourg; elles sont au contraire très-rares, pour ne pas dire inconnues, dans une partie du Haut-Rhin. » (*Loc. cit.*)

Les autres localités de la France, dans lesquelles l'élément marécageux ne joue qu'un rôle secondaire, sont également remarquables par l'endémicité de la phthisie pulmonaire et de la fièvre typhoïde. Ainsi, à Marseille, où rien n'est plus rare qu'une fièvre intermittente parmi les habitants, on rencontre, nous l'avons dit, 1 phthisique sur 4 décès. A l'Hôtel-Dieu de cette ville, sur 175 fiévreux morts dans les salles des civils pendant le premier semestre de 1842, 63 ont succombé à la fièvre typhoïde.

D'après M. Boudet (*Rech. sur la guér. de la phth.*, p. 7), les tubercules pulmonaires existeraient à Paris dans la proportion de 5 sur 7 individus; et, suivant M. Andral, la phthisie compte dans cette ville 1 décès sur 5; la fréquence de la fièvre typhoïde y est manifestement démontrée par les nombreux volumes que MM. Louis, Bouillaud, Chomel et Andral ont écrits sur cette maladie. D'ailleurs, cette année, au mois de juin, on comptait à l'Hôtel-Dieu, dans les salles de M. le professeur Rostan, 1 malade sur 3 atteint de fièvre typhoïde; M. le baron Michel signale 77 décès par cette affection sur 297 fiévreux, morts, dans le premier semestre de 1839, à l'hôpital du Gros-Caillou.

Suisse.—M. Schœnlein raconte qu'une localité marécageuse du Gasterland, située entre les lacs de Wallenstœdt et de Zurich, ayant été desséchée, les fièvres intermittentes endémiques disparurent; mais une maladie jusque-là inconnue dans le pays, la phthisie pulmonaire se manifesta. (*Klinische Vortraege*, Berlin, 1842, ouvrage cité par M. Boudin.) D'après le même auteur, « on voit apparaître les fièvres intermittentes sur les bords du Rhin, là où ce fleuve s'abouche au lac de Constance, où il y a ralentissement et stagnation des eaux; ces maladies sont remplacées par les fièvres typhoïdes, là où le terrain s'élève; par exemple, dans le canton d'Appenzell. »

Prusse. Berlin.—Je dois à l'obligeance de M. Boudin les documents suivants, textuellement extraits de la *Topographie médicale de Berlin*, du docteur Wollheim, et de celle de Dresde, par le docteur Mayer.

« Le sable (1) constitue la partie essentielle du sol. » (P. 32.) « Les champs voisins de la ville ne sont que très-rarement inondés, et, en tout état de choses, l'eau ne tarde pas à disparaître dans le sable auquel elle ne parvient jamais à faire produire des miasmes. » (Pag. 17.) « *Il n'existe ici nulle disposition endémique favorable à la production des fièvres intermittentes;* la contrée n'a ni étangs ni marais. » (Pag. 322.) Or, « dans les trois années de 1839 à 1841, on a observé une moyenne annuelle de 1 décès par phthisie sur 8 7/12 décès. » (P. 301.) Et « la fièvre typhoïde revendique une très-large part dans la mortalité générale. » (P. 321.)

---

(1) La simple stagnation des eaux ne suffit pas pour produire des fièvres endémiques. J'ai insisté (*Géogr. méd.*, p. 36) sur le rôle important départi à la nature géologique du sol; il est permis de croire que la *spécialité de la flore* propre à certains terrains n'est point étrangère à ce rôle. L'opinion qui attribue les fièvres à la *putréfaction* de la matière végétale, *quelle qu'elle soit,* me paraît insoutenable aujourd'hui. J'ai esquissé cette proposition (*Traité des fièvres*), j'espère lui donner plus tard les développements convenables.

« Les maladies inflammatoires ont une tendance prononcée à revêtir la forme typhoïde. » (P. 320.)

« Les hôpitaux militaires sont généralement et constamment remplis de fièvres typhoïdes, lesquelles causent la plus forte proportion de leur mortalité. » (P. 321.) (*Doct. Wollheim, Versuch einer mediz. Topographie und Statistik von Berlin*, in-8°, 1844.)

« Dans sa dissertation sur la *Topographie médicale* d'une localité marécageuse située près de Bonn, dans la Prusse Rhénane, le docteur Heinrich fait observer que les registres mortuaires de l'endroit ne mentionnent pas un seul décès survenu par suite de phthisie. »

Saxe. Dresde.—Le docteur Mayer, auteur d'une *Topographie médicale* de Dresde, publiée en 1840, dit à la page 281 :

« Les fièvres intermittentes étaient très-fréquentes autrefois dans cette ville. On dirait qu'à mesure que ces pyrexies diminuent de fréquence dans le faubourg de Wilsdruff, les fièvres typhoïdes ont commencé de s'y manifester. »

Il ajoute (p. 280) : « Les fièvres typhoïdes étaient autrefois moins communes qu'aujourd'hui. » Et plus loin (p. 288) il fait observer que « de toutes les phthisies, la phthisie tuberculeuse du poumon est ici la plus fréquente. » (*Versuch einer medizinischen Topographie von Dresden, von doct. Mayer.*)

Hollande.—« Dans le Delta du Rhin, dit M. Schœnlein, à Rotterdam, à Amsterdam, et, en général, dans toute la partie basse de la Hollande où règnent des fièvres intermittentes endémiques, les tubercules sont rares. A une faible distance de là, dans la partie sablonneuse, à peine élevée de 80 pieds au-dessus du niveau de la mer, par exemple, aux environs de Bruxelles, où les fièvres intermittentes sont rares, là, on voit régner endémiquement la phthisie tuberculeuse. » (*Allgemeine und spezielle Pathologie und Therapie*, t. III, p. 74.)

Angleterre.—« Le docteur Harrisson assure que l'on voit très-peu de phthisiques dans le canton marécageux du Lancashire, tandis que cette maladie est très-commune dans le reste du comté. Il rapporte même quelques exemples de phthisiques, dont les uns auraient obtenu un grand soulagement, tandis que les autres se seraient entièrement guéris, en transportant leur domicile d'un endroit sec et élevé dans une situation basse et humide. » (Sinclair, *Principes d'hygiène.*)

Russie.—Le numéro de janvier 1844 du *Journal de médecine*, rendant compte d'une statistique pathologique de Saint-Pétersbourg, par le docteur Thielmann, donne les chiffres suivants :

Sur 4,453 malades admis, pendant les années 1840 et 1841, à l'hôpital Saint-Pierre et Saint-Paul, il s'est trouvé :

1,046 fièvres typhoïdes, 125 phthisies pulmonaires, et seulement 4 fièvres intermittentes. M. Thielmann, qui n'avait certainement point connaissance des travaux de M. Boudin, s'exprime ainsi : « La fièvre typhoïde et la phthisie pulmonaire sont, de beaucoup, les maladies les plus fréquentes ; tandis que, malgré l'humidité du sol et la grande quantité de marais qui entourent cette ville, la fièvre intermittente est une affection tellement rare, que nous n'en avons observé que quatre cas dans l'espace de deux ans, encore les malades avaient-ils contracté la fièvre dans d'autres localités et n'avaient-ils éprouvé à Pétersbourg que des récidives. »

L'auteur de l'analyse du travail de M. Thielmann (*Journal de médecine*) fait la remarque suivante, ayant trait aux marais qui entourent cette capitale : « Il serait fort curieux de rechercher pourquoi, dans des conditions qui semblent devoir produire la fièvre intermittente, c'est la fièvre typhoïde et la phthisie pulmonaire qui apparaissent. » M. Boudin avait déjà donné la raison de cette anomalie étiologique. (*Géog. méd.*, p. 16.) « Considérées d'une manière générale, dit-il, les fièvres paludéennes diminuent de fréquence dans les climats froids en raison directe de l'élévation de la latitude, mais en se conformant moins à la direction des parallèles qu'à celle des lignes isothermes. C'est ainsi que, peu communes à *Saint-Pétersbourg, qui pourtant est entouré de marais* et situé par le 59e degré latitude nord, elles expirent en Asie vers le 57e, tandis qu'elles dépassent, en Suède, le 63e degré et atteignent même un peu plus à l'ouest les îles Schetland. Il résulte de là que la limite boréale des fièvres intermittentes est, en quelque sorte, représentée par la ligne isotherme déterminée par une température annuelle de 5° centigrades, avec une moyenne de 0 en hiver, et de 10° en été, ligne qui s'abaisse dans l'Asie centrale et dans l'Amérique du nord au-dessous du 50e degré latitude boréale, tandis que, entre ces deux continents, et dans l'Océan Atlantique, elle remonte jusque vers le 67e degré de la même latitude. »

On comprend d'après cela que Saint-Pétersbourg, étant en dehors des lignes isothermes qui limitent le domaine géographique des fièvres paludéennes, soit, malgré son entourage marécageux, exempt de ces maladies.

Ce qui précède nous montre le rôle que jouent les influences humatiles dans l'apparition de telle ou telle autre forme morbide, et l'on peut conclure *à priori* qu'une modification dans le caractère spécial du sol d'une localité doit amener également une modification dans sa pathologie. N'est-ce pas là la raison la plus probable de l'avantage que les anciens Egyptiens ont eu de ne pas connaître la peste, dont le germe ne pouvait certainement pas être renfermé dans une contrée aussi fertile, aussi bien cultivée que l'Égypte dans ces beaux jours? Ne sont-ce pas les modifications du sol qui ont changé la pathologie des grandes villes, telles que Lyon, Paris et Londres, ravagées autrefois par les maladies de marais et aujourd'hui par la phthisie et la fièvre typhoïde? J'ai cité deux exemples qui démontrent que le desséchement d'un marais ou sa conversion en étang a eu pour résultat la disparition des fièvres intermittentes et l'apparition de la phthisie pulmonaire.

L'histoire médicale de Londres nous offre l'exemple le plus curieux de ce changement de pathologie, consécutif à un changement opéré dans la nature du sol. Comme l'indiquent encore les cartes du temps d'Élisabeth, il y avait jadis au sud de cette capitale une vaste surface de terrain paludéen; le marais de Moorfield ne fut desséché qu'au XVIIe siècle. Aussi l'auteur de l'*Histoire de la réforme*, l'évêque Burnet, compare les ravages des fièvres intermittentes à ceux d'une véritable peste. En 1558, ces ravages furent si considérables, qu'une grande partie de la récolte fut perdue par le manque d'hommes valides et en état de faire la moisson ; les écrits de Willis, de Morton, de Sydenham, attestent la fréquence à Londres des fièvres de marais, fièvres dont Jacques Ier, Cromwel et toute sa famille furent victimes. Au milieu du XVIIe siècle, les diarrhées, les dyssenteries et toute la cohorte des maladies produites par l'intoxication paludéenne enlevaient encore à cette ville de 2,000 à 3,000 individus par an. Eh bien, qu'est devenue cette ancienne pathologie de la capitale de l'Angleterre? Le pavage des rues, le desséchement des marais l'ont complétement anéantie. Aussi Bateman et sir Gilbert Blane font remarquer « que la plupart des fièvres intermittentes, que l'on rencontre aujourd'hui à Londres, portent sur les individus *venant de la campagne.* » (*Londres ancien et moderne*, par M. Bureau Rioffrey.) En revanche, d'après M. Andral, la phthisie pulmonaire compte aujourd'hui dans cette ville 336 décès sur

1,000, et G. Blane fait observer que c'est la maladie dont la proportion a le plus augmenté; elle a fait, en 1839, 7,104 victimes, et, dans la même année, la fièvre typhoïde n'en a pas compté moins de 1,819 ; tandis qu'il n'y a que six décès par fièvre intermittente. Plusieurs grandes villes, construites sur un terrain marécageux, présentent une histoire pathologique semblable à celle de Londres. Dans toutes, la phthisie et la fièvre typhoïde ont succédé, comme formes endémiques, aux affections de marais à mesure que la civilisation et l'hygième y ont détruit ou modifié les causes d'insalubrité inhérentes au sol (1).

La vérité du dogme de l'antagonisme est telle que, plus un individu offre de prédisposition à contracter l'une des affections dont il s'agit, plus il semble se montrer réfractaire à l'autre. Ainsi, toutes les statistiques s'accordent à prouver que la femme est celui des deux sexes qui est le plus souvent affecté de tubercules; mais d'un autre côté elle paraît jouir d'une immunité plus grande contre les affections de marais. « Les femmes, dit Ramel, sont bien moins sujettes aux maladies des lieux palustres que les hommes. Nous avions fait cette observation sur les côtes d'Afrique, et plusieurs de nos amis qui ont demeuré à Cayenne nous ont assuré que, dans cette colonie, il est plus d'une femme qui a eu six maris. » (Op. cit., p. 168.) Suivant le docteur Rouvier, « sur une soixantaine de femmes, attachées à l'expédition de la Guadeloupe en 1802, une seule fut atteinte et victime de l'épidémie de fièvre jaune. » Et cependant, « sur un total de 3,700 hommes de troupes, il en périt 2,900 dans l'espace de quatre mois. » (*Diss. sur la fièvre jaune,* thèse, p. 15 ; Montpellier, 1807.)

En se basant sur les documents officiels présentés aux chambres des lords et des communes par le ministre de la guerre et de la marine de la Grande-Bretagne, documents relatifs à la mortalité de l'armée anglaise dans toutes les possessions britanniques, M. Boudin a démontré, d'une manière péremptoire, toute la vérité du principe de l'antagonisme pathologique appliqué à la race blanche comparée avec la race nègre (2). D'après ce médecin, la mortalité annuelle moyenne sur mille hommes a été, à la Guiane

(1) Nous devons la note suivante à M. Boudin :

« On sait combien la dyssenterie endémique se rapproche des fièvres d'accès sous le rapport de la nature, ou si l'on aime mieux, sous le point de vue étiologique. Eh bien ! les bills de mortalité de Londres mentionnent 2,335 décès par suite de dyssenterie sur une mortalité générale de 17,244 individus ; le chiffre des dyssentériques morts en 1681 dans la capitale de l'Angleterre était de plus de 3,000 ; en 1839, il n'était plus que de 537, pour toute l'Angleterre ! D'après Gilbert Blane, le *rachitisme* ne commence à figurer sur les états de la mortalité qu'à dater de 1634. (V. *Bisset Hawkins, Elements of Medical Statistics,* page 188.) Le docteur R. Willan, dans son excellent livre sur les maladies de Londres (*Reports on the diseases in London*), dit textuellement, page 330, que les fièvres intermittentes et les dyssenteries ont considérablement diminué de fréquence et de gravité depuis 150 ans. La modification de la pathologie endémique de certaines localités est un des phénomènes les plus intéressants et les plus dignes de fixer l'attention des hommes sérieux.

(2) « Si de l'homme nous passons à la pathologie des animaux, nous voyons, dit M. Boudin, plusieurs médecins anglais affirmer que jamais le *claveau* n'atteint les moutons dans les plaines marécageuses de Cambridge et de Huntington, alors que cette maladie exerce de grands et fréquents ravages épizootiques dans la partie non inondée de la contrée. Le cowpox, au rapport de Luders (*variolarum nativarum historia,* Kiliæ, 1826), ne se rencontre que dans la portion orientale et salubre du Holstein, jamais dans la partie marécageuse de l'Ouest. Enfin faut-il rappeler que le rat, cet habitant des égouts, a été signalé par M. Rayer comme habituellement exempt de tubercules pulmonaires ? »

et aux Antilles, depuis 1817 jusqu'en 1836, c'est-à-dire dans l'espace de vingt ans, ainsi qu'il suit

Par suite de fièvres.

	Troupes blanches.	Troupes nègres.
Guyane anglaise..................	59,2	8,5
Trinité.........................	61,6	3,2
Tabago.........................	104,1	8,6
Grenade.........................	26,3	4,8
Saint-Vincent.....................	11,2	9
Barbade.........................	11,8	3,8
Sainte-Lucie......................	63,1	5,2
Dominique.......................	19,3	7,7
Antigoa.........................	14,9	1,7
Saint-Christophe..................	12,1	10,5
Moyenne générale..................	36,9	4,6

Il est à regretter que les documents anglais n'aient pas toujours distingué la qualité des fièvres ; toutefois, en ce qui concerne les Antilles et la Guiane, on sait qu'il ne saurait s'agir de fièvre typhoïde. Ceci posé, il résulte des chiffres qui précèdent que, terme moyen, les fièvres font annuellement 36 victimes sur 1,000 hommes de troupes blanches ; ces mêmes maladies ne causent sur un nombre égal de troupes nègres que 4,6 décès, c'est-à-dire environ neuf fois moins.

« L'immunité (*insusceptibility*) de la race nègre contre les fièvres paludéennes est une chose si bien reconnue, que l'autorité militaire anglaise ne manque presque jamais de placer les régiments nègres de préférence dans les pays environnés de marais, et dont le séjour serait pernicieux aux troupes blanches, auxquelles on réserve spécialement les points élevés, à leur tour, funeste à la race nègre. (*Statist. reports on the sickness*, etc., London, 1840 ; trad. par M. Boudin.)

Passons à l'examen comparatif de la mortalité par maladies de poitrine dans les deux races.

Par maladies de poitrine de toute espèce.

	Troupes blanches.	Troupes nègres.
Guyane anglaise..................	6,4	17,9
Trinité.........................	11,5	16,4
Tabago.........................	11,	12,
Grenade.........................	6,6	9,5
Saint-Vincent.....................	10,5	13,
Barbade.........................	15,8	18,7
Sainte-Lucie......................	12,5	14,8
Dominique.......................	8,3	16,7
Antigoa.........................	8,	16,8
Saint-Christophe..................	9,5	23,9
Moyenne générale..................	10,4	16,5

Ainsi, tandis que les affections pulmonaires causent la mort de 10,4 Anglais, elles font 16,5 victimes sur un nombre égal de troupes noires.

Cette différence dans la mortalité causée dans les deux races par les deux catégories de maladies dont il s'agit, est-elle bornée au commandement des Antilles anglaises? Les faits suivants puisés par M. Boudin dans les documents officiels publiés par le gouvernement de la Grande-Bretagne, démontrent le contraire. La mortalité annuelle sur 1,000 hommes d'effectif a été :

Par suite de fièvres.

	Troupes blanches.	Troupes nègres.
Jamaïque........................	101,9	8,2
Bahama........................	159,	5,6
Honduras........................	81,	4,4
Sierra-Leone........................	410,2	2,4
Maurice........................	1,7	0,
Ceylan........................	24,7	1,1

La mortalité par maladies de poitrine.

	Troupes blanches.	Troupes nègres.
Jamaïque........................	7,5	10,3
Bahama........................	6,	9,7
Honduras........................	3,	8,1
Sierra-Leone........................	6,	6,3
Maurice........................	4,	12,9
Ceylan........................	4,9	10,5

Après de tels faits qui démontrent clairement que la race nègre réagit d'une manière tout à fait différente envers les causes productrices, et des fièvres de marais et de la phthisie pulmonaire, comprend-on que M. Genest ait pu confondre les résultats pathologiques fournis par cette race avec ceux que donnent les troupes blanches?

Suivant M. Clot-Bey, ces derniers deviennent fréquemment tuberculeux en Egypte, où, par contre, les blancs trouvent le bénéfice des localités marécageuses. Tout le monde sait que les noirs, importés dans nos grandes villes d'Europe, succombent presque tous à la phthisie pulmonaire. Chez ceux dont j'ai pu faire l'autopsie à Marseille, j'ai constamment rencontré des tubercules.

Les nombreux documents que nous venons de passer en revue démontrent évidemment la vérité du principe de l'antagonisme pathologique et l'influence salutaire du séjour dans les pays de marais. Il ne sera pas sans intérêt maintenant d'examiner de quelle manière se comportent les individus qui, après avoir reçu le bénéfice de cette heureuse influence, viennent habiter une localité dans laquelle la phthisie et la fièvre typhoïde sont endémiques.

M. Boudin rapporte que « cinq individus évacués sur France pour cause de dyssenterie, mais qui, avant leur séjour en Algérie, avaient présenté des signes caractéristiques de tubercules pulmonaires, lui ont paru entièrement guéris de cette affection. Deux de ces cinq malades ayant succombé à des maladies du gros intestin, la nécropsie a confirmé l'absence de tubercules dans les poumons, ainsi que dans les autres organes. » (*Géog. méd.*, p. 101.)

Pour ma part j'ai recueilli les trois observations suivantes, qui prouvent que la phthisie, en quelque sorte assoupie par le séjour dans une localité marécageuse, s'est manifestée de nouveau, après le retour des malades dans un pays favorable à son développement.

Obs. I. — Un militaire, âgé de vingt-cinq ans, nommé Reverdy (Jean-Julien), fut envoyé en Afrique en 1841 et incorporé dans un régiment de zouaves. Ce jeune homme avait perdu sa mère depuis son enfance par phthisie pulmonaire, avait été affecté lui-même d'une toux continuelle entre l'âge de douze à vingt-cinq ans, et, dans cet intervalle de temps, des hémoptysies fort graves étaient venues plusieurs fois compromettre ses jours. Arrivé dans la province d'Alger, qu'il habita pendant deux années et demie, la toux cessa, les hémoptysies ne reparurent plus, et il acquit bientôt la santé la plus satisfaisante, malgré les fatigues et les privations de tout genre qu'il était obligé de supporter. Evacué, vers la fin de 1841, sur l'Hôtel-Dieu de Marseille pour cause de dyssenterie, celle-ci s'amenda avec une rapidité remarquable; mais la phthisie reparut de nouveau, et en avril 1842, c'est-à-dire cinq mois après son arrivée à Marseille, Reverdy succombait à la désorganisation tuberculeuse de ses poumons.

Obs. II. — Un autre militaire, nommé Deville (Bernard), ayant présenté des signes caractéristiques de la phthisie pulmonaire, fut envoyé en Afrique en 1836. Pendant six ans de séjour à Alger, où il était attaché à un atelier de cordonnier, sa santé ne cessa d'être satisfaisante. Mais à peine arrivé à Mahon où le bateau à vapeur qui le ramenait en France fut retenu trois semaines par le mauvais temps, Deville vit reparaître une toux des plus graves, et trois jours après son débarquement à Marseille il avait cessé de vivre. L'autopsie me fit constater une masse considérable de tubercules pulmonaires.

Obs. III. — Le nommé S..., natif du Val (Var), et issu d'une famille dont plusieurs membres sont morts phthisiques, avait présenté dans son enfance des symptômes qui décelaient le funeste héritage qu'il avait reçu de ses parents. Il partit à l'âge de vingt-trois ans pour Alger, et il ne s'est jamais si bien porté que pendant les deux années de séjour qu'il fit dans cette ville. Mais, à son retour au Val, le germe de la phthisie pulmonaire qu'il cachait sous une apparence de santé, n'ayant pas été détruit, la maladie reprit sa marche, et, deux ans après, la malheureuse famille de S... pleurait sa perte.

M. Schœnlein avait observé des faits semblables sur des militaires suisses qui, après avoir habité la partie marécageuse de la Hollande, revenaient habiter leur patrie. (Op. cit.)

En ce qui regarde la fièvre typhoïde, des faits multipliés et surtout bien dessinés prouvent que les individus, qui se transportent d'un pays marécageux dans une localité ravagée endémiquement par cette affection, ne sont point soumis à son tribut pendant un certain temps.

Nous avons vu, d'après les recherches de M. le baron Michel, que, sur 297 fiévreux, morts à l'hôpital du Gros-Caillou dans le premier semestre de 1839, 77 ont succombé à la fièvre typhoïde. Dans le deuxième semestre de la même année, la scène change: deux régiments arrivés des localités marécageuses du Morbihan et de la Charente-Inférieure fournissent 585 fièvres intermittentes et seulement 13 fièvres typhoïdes. (*Mém. de méd. mil.* t. L.)

Le docteur Rougier nous apprend qu'à Montpellier, en 1842, « la fièvre typhoïde n'a sévi que sur les militaires du génie; tandis que le régiment d'infanterie qui venait d'Afrique, et qui était encore sous l'influence de l'intoxication des marais, a été épargné par cette maladie. » (*Thès. de Montp.*, 14 mars 1842.)

Cette influence du séjour antérieur est un fait de la plus haute importance, sur lequel

M. Boudin a le premier fixé l'attention; elle nous rend parfaitement compte des maladies paludéennes que l'on observe chez les individus qui viennent d'un pays marécageux dans une localité exempte de ces affections; elle nous explique encore pourquoi ces mêmes individus ne sont pas assujettis à la constitution médicale de leur nouveau séjour. J'ai vu à diverses reprises les troupes arrivant des localités marécageuses de l'Afrique ou de la Corse à Marseille, où la fièvre typhoïde est une des maladies dominantes, loin de produire immédiatement cette affection, s'y montrer réfractaires pendant une période de temps variable en durée, mais qui peut se prolonger, suivant M. Boudin, au delà d'une année. Voici deux exemples dont j'ai été témoin:

Au mois d'août 1841, le 17e léger s'étant, à son retour d'Alger, arrêté douze jours à Marseille, envoya, pendant ce laps de temps, 49 fiévreux à l'hôpital. A cette époque, la fièvre typhoïde sévissait sur les deux régiments de la garnison (les 19e et 20e légers) avec une telle intensité, que 5 malades sur 7 étaient atteints de cette affection. Les maladies du 17e, au contraire, ne consistaient qu'en fièvres périodiques de divers types, et dont quelques-unes sous forme pernicieuse.

Au mois de juin 1842, deux régiments vinrent composer la garnison de Marseille. L'un de ces corps, le 8e léger, venant de Grenoble, a fourni, depuis le 1er juillet jusqu'au 1er décembre de la même année, 83 fièvres typhoïdes; l'autre, le 49e de ligne, venant de divers points de la Corse où dominent les fièvres de marais, n'a présenté qu'*un seul* cas de fièvre typhoïde vers la fin du mois de novembre, c'est-à-dire cinq mois après son arrivée à Marseille. Pourtant, les soldats qui avaient été nouvellement incorporés dans ce régiment, et qui n'avaient pas fait de séjour en Corse, n'étaient pas épargnés par cette maladie.

A ces faits, je ne puis m'empêcher d'en joindre un autre qui a été observé tout récemment et aux portes de Paris. J'ai parlé plus haut de la pathologie du 69e de ligne pendant la durée de son séjour dans le foyer marécageux de la citadelle de Strasbourg, pathologie qui est une remarquable confirmation du principe de l'antagonisme.

En quittant Strasbourg, où ce régiment avait été formé en 1840, le 69e est venu à Courbevoie habiter avec le 23e léger une seule et même caserne. Eh bien! M. Boudin nous apprend que « la modification des hommes par l'influence marécageuse était telle que le 69e dut envoyer plusieurs centaines de fièvres intermittentes à l'hôpital de Versailles, tandis que le 23e léger ne présentait, à la même époque, que maladies de poitrine et fièvres typhoïdes; aussi la mortalité fut-elle bien différente dans les deux corps. Depuis l'arrivée à Courbevoie du 69e de ligne, c'est-à-dire depuis la fin d'avril 1843 jusqu'au 1er novembre, il y eut 12 décès dans le 23e, et seulement 3 décès dans le 69e; 8 décès par fièvre typhoïde dans le 23e, et *un seul* décès par fièvre typhoïde dans le 69e. » (*Lettre à l'Acad. de méd.*)

Mais l'influence du séjour antérieur ne se décèle pas seulement à l'occasion des maladies de marais; M. Boudin a observé que les régiments qui ont quitté des pays où règne la fièvre typhoïde continuent, pendant les premiers mois de leur séjour à Alger, à produire cette affection, tandis que les troupes venant des localités marécageuses de la France à Alger ou à Bone, ne sont nullement assujetties, dans ces deux villes, au tribut de la fièvre typhoïde. Cette remarque est en tout point conforme à celle de M. Laveran, dont le séjour en Afrique a coïncidé avec l'arrivée de plusieurs régiments venant de diverses garnisons de France où domine la fièvre typhoïde. En effet, M. Laveran assure que 48 Français, sur 1,368 malades, ont présenté cette affection à Alger, et que parmi eux pas un seul n'avait plus de huit mois de séjour en Afrique, ce qui signifie évidemment que, pendant huit mois, ces individus sont restés, dans ce pays, sous l'influence de la constitution médicale qui régnait au point de leur départ, et que le climat d'Alger donne exclusion à la maladie dont il s'agit dès que le temps lui a permis de modifier l'organisme de ceux qui viennent l'habiter.

C'est ici le lieu de signaler un fait emprunté à la pathologie comparée, et communiqué par M. Boudin à l'Académie de médecine, fait qui facilitera peut-être les recherches tendant à éclairer l'étiologie encore si obscure du farcin et de la morve.

Vers la fin de 1841, deux régiments de cavalerie, le 7e hussards et le 9e cuirassiers, arrivèrent ensemble à Versailles, le premier venant de plusieurs bonnes garnisons de l'est, le second de diverses garnisons du nord considérées comme inférieures aux premières, spécialement sous le rapport des fourrages. Malgré l'identité des conditions hygiéniques auxquelles les chevaux ont été soumis dans cette ville, sous le triple rapport de l'alimentation, du logement et des exercices, leur état sanitaire a offert pourtant, depuis le 1er novembre 1841 jusqu'au 1er décembre 1843, la différence suivante :

	Chevaux malades.	Morts ou abattus.	Abattus pour morve.	Abattus pour farcin.
Cuirassiers....	513	180	93	28
Hussards......	214	48	12	3
Différence.....	229	132	81	25

Ainsi, malgré des conditions hygiéniques identiques, qui, au premier abord, semblent devoir produire des résultats identiques, malgré l'égalité des effectifs en chevaux dans les deux régiments, il a pu néanmoins se présenter deux fois plus de malades dans l'un, quatre fois plus de morts, huit fois plus de morts par morve, et neuf fois plus de morts par farcin.

Après avoir démontré qu'on ne saurait légitimer cette différence par l'insalubrité des écuries de Versailles, ni par la qualité des chevaux exigés pour la remonte des deux armes, M. Boudin donne avec raison les conclusions suivantes : « 1o que la différence notable dans les maladies et la mortalité des chevaux de la garnison de Versailles, n'ayant manifestement aucun rapport avec les conditions hygiéniques actuelles, ne saurait être attribuée qu'à des circonstances qui ont agi avant l'arrivée dans cette dernière place; 2o que, chez le cheval, comme chez l'homme, la nature et la fréquence des maladies sont étroitement subordonnées aux causes qui ont agi dans un passé plus ou moins éloigné; 3o enfin que, chez le cheval, certaines garnisons semblent favoriser le développement de la morve et du farcin, et pourraient donner naissance à ces deux maladies, plus ou moins longtemps après l'éloignement de l'animal de ces mêmes garnisons. » (*Journal de médecine*, janvier 1844.)

Si je me suis étendu si longuement sur la faculté que possède l'organisme de produire loin du foyer où il a été modifié, et pendant fort longtemps, les phénomènes propres à cette modification, et de résister à l'influence d'une constitution médicale opposée, ce n'est pas seulement parce qu'elle corrobore le principe de l'antagonisme, mais encore parce que sa connaissance peut devenir d'un grand secours dans le diagnostic médical. En effet, supposons qu'un individu, arrivant d'un pays marécageux dans une localité où l'on ne soupçonne pas l'existence des affections paludéennes, soit atteint subitement d'une de ces fièvres pernicieuses dont les symptômes ressemblent à ceux qui caractérisent l'apoplexie cérébrale : dans un pareil cas, si le médecin applique le traitement de l'apoplexie, inévitablement le malade sera victime de son erreur, tandis que la connaissance de la provenance exotique de l'affection lui fournira une arme presque assurée contre elle. Il importe donc de ne jamais perdre de vue la pathologie des localités antérieurement habitées, et d'observer, sous le rapport des lieux, le célèbre précepte posé par Celse sous le rapport des temps : « *Neque solum interest quales* « *dies sint, sed etiam quales ante præcesserint.* » A l'Hôtel-Dieu de Marseille, où affluent des malades de presque tous les points du globe, j'ai vu plusieurs fois M. Boudin en faire une très-heureuse application (1).

Les faits nombreux que je viens d'exposer en faveur de l'immunité dont jouissent les contrées marécageuses contre la phthisie et la fièvre typhoïde ont été puisés à des sources si variées, et sont si bien circonstanciés et si authentiques, qu'il semble impossible qu'on puisse élever le moindre doute sur la vérité du principe qui en résulte. Cette même immunité, ayant été constatée dans des localités placées sous des latitudes très-différentes, mais liées entre elles par la constitution paludéenne du sol, ne saurait être rapportée, comme on l'a fait jusqu'ici, à une influence de température, de l'atmosphère maritime ou de l'humidité de l'air. L'observation prouve que ces influences climatériques ne jouent tout au plus qu'un rôle secondaire dans l'action bienfaisante des pays marécageux sur les maladies dont je parle, et, pour s'en convaincre, il n'y a qu'à jeter les yeux sur tout ce qui précède. Si la phthisie est fréquente depuis le cinquantième degré de latitude nord jusqu'à l'équateur, entre ces deux points il y a une foule de localités où elle est presque inconnue, bien que ces mêmes localités soient souvent moins favorisées sous le rapport de la température que les pays à tubercules qui les environnent. En effet, nous avons vu que la phthisie, si rare dans le delta du Rhin, dans le canton de Lancashire, à Cherbourg, à Rochefort, sévit avec intensité à Bruxelles, à Londres, à Paris, à Brest; de même que, presque inconnue dans les marais de la Bresse et de la Camargue, ainsi qu'à Hyères, à Rome, à Venise, elle exerce de grands ravages à Marseille, à Nice, à Gênes et à Naples ; enfin nous avons vu cette maladie s'effacer à Alger, à Bone, au Sénégal, pour se manifester de nouveau à Constantine, au Cap et à Maurice.

Il en est de même pour la fièvre typhoïde, dont nous avons signalé la fréquence à Londres, à Paris, à Strasbourg, à Marseille et à Constantine, et la rareté dans la Bresse, aux Martigues et dans la partie marécageuse de l'Algérie.

Dira-t-on que les climats tempérés ou chauds n'ont de prise que sur les individus venant du dehors et d'un pays plus froid ? Je demanderai alors pourquoi à Malte et dans l'archipel de la Méditerranée, quand les flottes anglaises parcourent ces parages, les individus à poitrine délicate succombent bientôt à la phthisie ? (Andral.) Je demanderai encore pourquoi les Anglais qui viennent chercher la santé à Nice, y trouvent la mort avec une rapidité effrayante ? (Fodéré.) Pourquoi, enfin, les habitants du nord de la France meurent tuberculeux à Marseille, et nos soldats à Constantine ?

---

(1) Le temps pendant lequel l'organisme conserve la faculté de produire une maladie, après avoir subi l'influence dont cette dernière est l'expression et l'effet, a été appelé par M. Boudin *période de latence*. Ce mot ne saurait être remplacé par celui d'*incubation*; car l'idée d'une période d'incubation implique nécessairement celle de l'invasion plus ou moins éloignée de la maladie ; tandis que la période de latence peut se terminer sans manifestation morbide. Ce n'est pas tout : supposez une fièvre intermittente coupée, tout le monde sait que le malade reste sujet à la reproduire pendant un certain temps ; or, n'est-il pas plus convenable d'appeler ce temps période de latence que d'incubation ?

Les anciens avaient accordé une action antituberculeuse aux émanations maritimes. Plusieurs médecins modernes ont partagé cette opinion, parce que, ne pouvant rapporter cette action à l'influence de température à cause des faits contradictoires que je viens de signaler, ils avaient remarqué la rareté de la phthisie sur plusieurs points du littoral de la mer. Cette assertion, que semble appuyer Laënnec, est en contradiction flagrante avec les faits et l'observation : nulle part les tuberculeux ne sont nombreux comme dans les villes maritimes telles que Brest, Marseille, Nice et Naples. C'est ce qui a fait dire à Fodéré « que l'air marin est contraire à un très-grand nombre de phthisiques, » auxquels M. Andral conseille de fuir le littoral de la Méditerranée. (Op. cit., t. I, p. 449.)

Enfin une dernière opinion non moins ancienne que la précédente, a été réveillée au sein de l'Académie par M. Fourcault (séance du 4 juillet 1843) ; elle tend à attribuer l'immunité antituberculeuse à l'humidité de l'air. Pour savoir combien cette assertion est mal fondée, il n'y a qu'à se rappeler les statistiques de Paris et de Brest que j'ai citées plus haut, et qui prouvent combien les phthisies sont nombreuses dans ces villes auxquelles on ne refusera pas, j'espère, un climat humide. D'ailleurs, ne voit-on pas chaque jour des mariniers, qui vivent constamment au milieu de l'humidité, être affectés de tubercules ; le fait cité par le docteur Green, qui constate la disparition des fièvres intermittentes suivie de l'apparition de nombreuses phthisies après la conversion d'un marais en étang (mesure qui certainement n'avait pas diminué l'humidité du pays), ne prouve-t-il pas la nullité de l'opinion que défend M. Fourcault. Enfin, ajouterons-nous que le docteur Hennen et M. Boudin (*Géog. méd.* p. 95) ont remarqué que, sur plusieurs points du littoral de la Méditerranée, les maladies de poitrine, soit aiguës, soit chroniques, sont beaucoup plus communes chez les marins que parmi les hommes de l'armée de terre, bien que les premiers soient constamment soumis à l'action d'une atmosphère humide.

Si un climat tempéré ou chaud n'empêche pas le développement de la phthisie pulmonaire, si rien n'est moins admissible que l'action bienfaisante de l'air marin et de l'humidité sur ceux qui en sont atteints, il est de toute évidence que l'immunité antituberculeuse ne saurait être attribuée à une de ces causes. Tous les faits que j'ai rapportés s'accordent à prouver que les pays qui ont une action bien constatée, soit palliative, soit curative ou simplement prophylactique sur la phthisie et sur la fièvre typhoïde, sont des localités à constitution marécageuse, et qui semblent devoir ce privilége à la nature même du sol.

On me comprendrait mal, si on me faisait refuser à la chaleur toute action ; je n'ignore pas combien elle facilite les fonctions de la peau dont l'intégrité est si nécessaire pour le maintien à l'état normal des organes internes et surtout des poumons ; je n'ignore pas non plus combien on fait jouer au froid un rôle puissant dans l'étiologie des maladies de poitrine. En outre, de même que l'intensité d'expression à laquelle atteignent les affections de marais est en raison directe de l'élévation de la température, de même l'immunité d'un pays paludéen doit être d'autant plus grande que la chaleur arrive à un degré plus élevé.

Ainsi, ce qui précède semble suffisamment démontrer que c'est uniquement l'influence du séjour dans un pays de marais qui donne à l'organisme la faculté de devenir moins apte à la production de la phthisie pulmonaire et de la fièvre typhoïde. Je m'abstiens de toute théorie pour rendre compte de ce remarquable phénomène, je me contente d'avoir signalé les faits qui prouvent son existence. D'ailleurs, les faits incontestables, et placés même au-dessus de toute explication, sont le fondement des sciences, et la médecine découle bien plus de l'observation que des raisonnements : *Ars medica in observatione.* (Baglivi.)

CHAPITRE III.

Appréciation des objections faites au principe de l'antagonisme.

On peut dire encore aujourd'hui, qu'aucune des attaques dont la théorie de l'antagonisme a été jusqu'ici l'objet, ne l'a sérieusement atteinte et encore moins renversée
(*Mémoire de* M. GENEST.)

En examinant avec un peu d'attention les objections que trois ou quatre médecins ont cru pouvoir opposer jusqu'ici au dogme de l'antagonisme, il est difficile de ne pas être frappé d'un fait, savoir: qu'aucun des auteurs de ces prétendues objections n'avait compris la question. Il résulte de là que leur argumentation, loin de réclamer une réfutation sérieuse, n'a besoin que d'une exposition pure et simple pour se montrer dans toute sa nullité. C'est là ce que paraît avoir compris parfaitement M. Genest lui-même, si nous en jugeons d'après le passage de son mémoire que nous avons placé en tête de ce chapitre.

Ce fut d'abord M. Lévy (Michel) qui crut devoir informer l'Académie de médecine que, contradictoirement au principe de l'antagonisme, « il y a *en Alsace* des fièvres intermittentes et des phthisies pulmonaires! » Un tel argument ne pouvait être réfuté sérieusement. Plus tard ce médecin soutint « que la multiplicité des faits contraires ne laisse à l'idée de l'antagonisme que la valeur d'une spéculation de l'esprit. » Il ne serait pas difficile de dire de quel ordre est la spéculation de M. Lévy; quant aux faits nombreux supposés contraires au principe de l'antagonisme, ils peuvent, sans inconvénient, rester inédits s'ils sont de la force du fait qui concerne l'Alsace, seul fait jusqu'ici publié par cet auteur. Enfin, et toujours de l'avis de M. Lévy, « du principe de « l'*antagonisme* serait sortie la chimère de l'*homéopathie*, et ce serait une raison pour « ne l'accepter qu'avec une extrême défiance. » Notre réponse sera courte: nous invitons M. Lévy (Michel) à mieux étudier ses étymologies.

On le voit, la première campagne entreprise contre le principe de l'antagonisme ne fut pas heureuse. Bientôt vint le tour de M. Bonnafont qui se mit en frais pour apprendre à l'Académie « que l'on rencontre en Algérie des fièvres intermittentes et des phthisies! » Mais, qui donc a jamais soutenu le contraire? Pour en finir, nous nous bornerons à rappeler le passage suivant, extrait de la *Géographie médicale d'Alger* du docteur Bonnafont: « Plusieurs de nos malades, atteints à Constantine de maladies graves du poumon, eussent infailliblement succombé, si nous ne nous fussions empressé de les envoyer à Bone ou à Alger, » c'est-à-dire au *Nord* de l'Algérie, mais dans des localités *marécageuses*.

Le troisième opposant fut M. Forget, de Strasbourg (Voir *Gazette médicale* du 1er juillet 1843). « Dans l'espace de *six ans et quatre mois*, dit ce professeur, il est sorti de ma clinique:

Fièvres typhoïdes.................. 269
Phthisies confirmées.............. 230. »

Que M. Forget croie pouvoir conclure de ces chiffres à la fréquence à Strasbourg des deux maladies mentionnées, nous ne nous y opposerons pas, cette fréquence, déjà démontrée depuis longtemps par les travaux de Graffenhauer (*Topogr. méd. de Strasb.*), n'étant ici nullement en question.

Mais il est sorti également de la Clinique, et pendant le même espace de *six ans et quatre mois*, c'est-à-dire en *trois cent trente et une semaines* :

Fièvres intermittentes............ 335,

et M. Forget se croit autorisé à en inférer que ces pyrexies sont fréquentes ou endémiques dans Strasbourg.

On serait en droit de demander d'abord d'où venaient ces fièvres et si elles étaient de première, de deuxième ou de troisième invasion. En effet, contractées hors de la ville, fût-ce même à la citadelle ou à la Robertsau, leur valeur est nulle. Or, M. Forget se charge lui-même de nous apprendre que toutes les fièvres traitées par lui sont loin d'être d'origine strasbourgeoise. Ceux de ses malades dont il a précisé la profession (Voir *Clinique médicale de Strasbourg de* 1842) sont *des douaniers dont le service consiste à passer les nuits sur les bords des rivières.* »

Mais admettons pour un moment, et contradictoirement aux faits, que les 335 fièvres intermittentes traitées par M. Forget fussent toutes de première invasion et contractées dans l'intérieur de la ville, elles ne représenteraient qu'une moyenne de 1 fièvre d'accès par semaine, moyenne qui serait encore l'indice certain de la faible action de l'influence marécageuse dans Strasbourg proprement dit. Nous n'insisterons pas davantage sur une réfutation qui nous était commandée bien moins par les arguments que par la position scientifique du professeur, et nous terminerons en reproduisant le passage suivant de son mémoire, passage qui semble indiquer que d'autres observateurs, placés dans les mêmes conditions que lui, sont loin de partager ses croyances :

« Depuis la publication des idées que je combats, dit M. Forget, les médecins de « l'hôpital militaire de Strasbourg ont cru remarquer que, depuis deux ou trois ans, « les fièvres typhoïdes étaient plus fréquentes et les fièvres intermittentes plus rares. » (*Gazette médicale* du 1er juillet 1843, pag. 424.)

Nous voici arrivés à M. Gintrac, le quatrième opposant. « L'idée ingénieuse d'un « antagonisme, dit le professeur de Bordeaux, entre les *fièvres intermittentes* et la « phthisie, appelle en ce moment l'attention des médecins. Affirmativement résolue, « cette question aurait les plus importantes conséquences..... » (*Gazette médic.* du 5 août 1843.)

Ce début dénote à lui seul que la question de l'antagonisme, telle que l'avait formulée M. Boudin et telle que l'avaient comprise M. Rayer ainsi que l'Académie de médecine, n'a pas été saisie par M. Gintrac. Il n'a jamais été question d'un antagonisme entre les fièvres intermittentes et la phthisie, pas plus qu'il ne saurait s'agir d'un antagonisme entre la syphilis et le ptyalisme mercuriel. De même que pour faire disparaître la diathèse syphilitique, il faut une action lente, prolongée et profonde du modificateur mercuriel ; de même aussi, pour prévenir la fièvre typhoïde et la tuberculisation pulmonaire, il faut sur l'organisme une action prolongée et profonde de la part de l'influence marécageuse, influence dont la fièvre intermittente n'est l'expression ni obligée ni unique.

Ces réflexions suffiraient pour nous dispenser de poursuivre la réfutation de M. Gintrac ; nous préférons suivre jusqu'au bout son argumentation. Après s'être attaché à démontrer la fréquence à Bordeaux de la phthisie pulmonaire, vérité déjà mise hors de doute par plusieurs travaux antérieurs, ce médecin fait observer que les fièvres intermittentes reçues à l'hôpital Saint-André ont été :

En 1839, de................ 152
1840, de................ 111
1841, de................ 45
1842, de................ 61

en tout 367 fièvres dont l'origine réelle, point capital dans une discussion d'endémicité, n'est pas plus signalée qu'elle ne l'était tout à l'heure pour Strasbourg! Mais admettons un instant, et en opposition avec toute vraisemblance, que les 367 fièvres dont il s'agit fussent toutes de première invasion et contractées à Bordeaux même, elles ne représenteraient jamais au delà de *sept* fièvres par mois sur une population de plus de 90 mille habitants. En 1841, le nombre des fièvres intermittentes traitées par M. Gintrac pendant toute l'année s'abaisse jusqu'au chiffre de 43, et c'est sur de pareils faits que l'on prétend appuyer l'opinion d'une haute influence de l'élément marécageux à Bordeaux! Mais, dira-t-on, ce chiffre ne représente que la cinquième partie des malades traités dans l'année. Soit; eh bien, que M. Gintrac multiplie ce chiffre par 5, voire même par 10, et le produit sera loin encore de démontrer la fréquence et bien moins encore l'endémicité des fièvres de marais à Bordeaux.

Si maintenant nous suivons M. Gintrac sur la rive gauche de la Gironde, nous le voyons établir le caractère marécageux du sol, d'après un chiffre de 379 fièvres intermittentes observées dans un espace de quatre ans, ou d'après une moyenne de *sept* fièvres *par mois* dans une population de 179,429 habitants! Sur la rive droite, la disproportion est encore plus prononcée; là, en effet, une population de 254,150 habitants ne fournit que 105 fièvres, c'est-à-dire une moyenne de *deux* fièvres par mois. Comment donc peut-on voir dans de tels chiffres un argument si contraire au principe de l'antagonisme?

Ce n'est pas tout: M. Gintrac résume en un seul chiffre le nombre des phthisies et des fièvres intermittentes de chaque *arrondissement*. Mais un arrondissement se compose de plusieurs cantons, lesquels, à leur tour, se composent de plusieurs communes; or, il arrive journellement que telle commune est ravagée par les fièvres intermittentes tandis que la commune voisine, dont les habitants souffrent de la phthisie, ne soupçonne pas même l'existence des fièvres d'accès. Si, dans l'exposition de la pathologie de chaque localité, vous procédez par commune, vous arrivez à l'antagonisme; que si vous procédez par arrondissement, vous arrivez à la coïncidence. Voilà pourtant à quels résultats contradictoires peuvent conduire des chiffres d'ailleurs parfaitement exacts!

En résumé, 1° les documents de M. Gintrac sont sans objet en ce qu'ils servent à réfuter une proposition imaginaire; 2° le silence gardé sur l'origine des fièvres ôte à celles-ci toute leur valeur dans une discussion d'endémicité; 3° enfin, le chiffre total des phthisies et des fièvres intermittentes d'un *arrondissement* ne saurait conduire à un résultat ni confirmatif ni infirmatif de l'influence respective du sol de chacune des localités qui le composent.

On a vu dans le deuxième chapitre de ce travail l'unanimité de MM. Nepple, Pacoud, Arofrein et de plusieurs autres médecins sur la rareté relative de la phthisie pulmonaire dans les localités à caractère marécageux bien prononcé de la Bresse. En opposition avec ces médecins, M. Olivier seul affirme que la phthisie est au contraire fréquente dans ces contrées. Il se fonde sur ce que, dans l'espace de douze ans, il a observé à l'hôpital de Montluel 241 phthisies *et bronchites*. Mais, d'abord, il n'a jamais été question de *bronchites* dans la proposition qui nous occupe; d'autre part, la moyenne annuelle de 20 phthisies et *bronchites* est plutôt une preuve de rareté que de fréquence de ces deux affections *à Montluel*, localité sur laquelle il est bon de se rappeler l'observation suivante de M. Nepple: « Ici, dit ce médecin, les miasmes producteurs des fièvres intermittentes n'arrivent sur la ville qu'après un trajet d'un quart de lieue; leur influence est donc faible, et l'organisme n'en subit aucune modification durable, susceptible de s'opposer au travail de la tuberculisation. »

Ainsi donc, M. Olivier, de même que les opposants qui l'ont précédé, n'est nullement dans la question, et les faits par lui présentés n'offrent rien qui infirme le moins du monde le principe de l'antagonisme.

Dans un livre publié dernièrement par le docteur Sigaud, médecin de l'empereur dom Pédro II, et ayant pour titre : *Du climat et des maladies du Brésil*, on lit à la page 291 le passage suivant : « Le docteur Boudin, dans son *Traité des fièvres intermittentes*, a récemment soulevé avec un talent d'analyse remarquable la question de « la curabilité des tubercules pulmonaires par l'influence des marais... Ce médecin « *ne produit aucun fait* à l'appui de son raisonnement, tandis que les faits recueillis « aux Antilles, au Brésil, dans l'Inde, se groupent en nombre ; leur filiation, leur « identité, sont constatées pour pouvoir prononcer. Pour ma part, je me range dans le « parti qui combat l'opinion de l'antagonisme. »

Ainsi, d'après l'auteur du livre que nous venons de citer, M. Boudin n'aurait produit aucun fait à l'appui de son raisonnement ; pour soutenir une pareille thèse, il faut, ou que M. Sigaud ignore complétement les faits nombreux exposés dans la *Géographie médicale*, ou qu'il soit bien difficile. Jusqu'ici personne n'avait songé à faire une pareille objection ; pour notre compte, nous trouvons, au contraire, que très-peu de propositions médicales reposent sur un ensemble de faits aussi imposant que ceux qui servent de base au dogme de l'antagonisme. En ce qui regarde les faits nombreux qui *se groupent aux Antilles, au Brésil et dans l'Inde*, ils valaient bien la peine, ce nous semble, d'être signalés ; on les cherche vainement dans l'ouvrage cité. C'est donc à M. Sigaud qu'il est permis d'objecter avec raison, « qu'il ne produit aucun fait à « l'appui de son raisonnement. »

Quiconque a suivi avec un peu d'attention les prétendues objections que nous avons exposées depuis le commencement de ce troisième chapitre, ne pourra être surpris de la réflexion suivante qu'elles ont inspirée à M. Genest, le dernier des opposants :

« On peut dire encore aujourd'hui qu'aucune des attaques dont la théorie de M. Bou- « din a été jusqu'ici l'objet ne l'a sérieusement atteinte et encore moins renversée... « Quelques considérations générales très-sommaires sur ces objections feront voir que « la question qu'il a soulevée est encore intacte. »

Il nous reste à examiner si l'opposition de M. Genest lui-même a été plus heureuse que celle de ses devanciers.

« Ces attaques, dit ce médecin, peuvent être rapportées à deux points de départ « différents, car, tandis que quelques médecins, niant jusqu'à la possibilité de l'anta- « gonisme, ne voient dans cette expression qu'un retour à l'ontologie qu'ils croyaient « bannie pour toujours de la science, les autres ne s'appuient pour le repousser que « sur des faits observés par eux-mêmes et dans un cercle nécessairement très-étroit. »

« Ceux qui se sont élevés contre la possibilité d'un antagonisme général et contre un « antagonisme en particulier entre les *deux* (1) maladies dont on a parlé auraient pu « tout aussi bien méconnaître l'antagonisme entre la vaccine et la variole, entre une « première attaque de la plupart des maladies contagieuses et une seconde attaque de « la même maladie, enfin entre beaucoup de maladies et les médications par lesquelles « on les combat. On trouve l'antagonisme à chaque pas dans la nature. On l'observe « aussi dans l'économie animale et dans l'état pathologique... Sous le point de vue « théorique, rien n'empêche donc que l'on ne mette en hypothèse un antagonisme « entre les conditions qui déterminent les fièvres intermittentes et celles dans lesquelles « se développe la phthisie pulmonaire. »

« Les observations qui ont été jusqu'ici opposées à M. Boudin ont-elles la valeur

(1) M. Genest oublie la troisième qui est la fièvre typhoïde.

« qu'on leur a supposée? Que sont, par exemple, vis-à-vis de tous les malades d'une « grande ville ou d'une province les faits recueillis dans une salle de clinique où « l'on ne reçoit qu'un petit nombre de malades avec des préférences marquées pour « certaines affections? N'est-il pas évident que les conclusions tirées de ce petit nombre « de faits seraient peut-être contraires à celles qu'on pourrait tirer de la grande « masse de faits qui se trouvent en dehors, etc., etc. »

Nous n'avons nulle envie de nous occuper ici de la ridicule objection de ceux qui, après avoir exploité pendant vingt ans la peur de l'*ontologie* au profit d'une doctrine morte avant son auteur, voudraient évoquer de nouveau cette peur contre le dogme de l'antagonisme, et au profit de leurs petites passions. Ce moyen a désormais fait son temps, il est usé et n'agira désormais que sur les petits enfants de la science. En ce qui regarde la seconde catégorie d'opposants, nous avons montré dans ce chapitre ce qu'il faut penser de la valeur de leurs arguments; sur ce point nous sommes complétement de l'avis de M. Genest.

Mais ce médecin nous dévoile une troisième classe d'opposants, « ceux que l'emploi « des préparations arsénicales conseillées par M. Boudin a *effrayés*, et qui se croient en « droit de repousser sans pitié, et *peut-être* sans un suffisant examen, toutes les opinions « de notre confrère *qui ont un aspect de nouveauté.* »

Voilà, il faut en convenir une méthode d'argumentation qui, pour ne pas offrir précisément *un aspect de nouveauté*, n'en est pas moins caractéristique, dans la lutte qui nous occupe.

Après des essais répétés sur lui-même, M. Boudin administre à Marseille et à Versailles les préparations arsénicales à des milliers de fiévreux avec un succès qui ne s'est pas démenti un seul instant; il en régularise l'emploi thérapeutique, et prouve que, dans l'immense majorité des cas, elles peuvent être substituées avec profit pour la santé du malade à un médicament pour lequel la France paye chaque année à l'étranger un tribut de plusieurs millions. Sa méthode de traitement a été employée avec un succès enregistré par la presse médicale, par un grand nombre de médecins, en France, en Corse, en Italie, en Allemagne, en Afrique, au Brésil... Eh bien! savez-vous la conséquence de tout ceci, au moins dans un certain monde? C'est que le médecin, qui, en dépit des clameurs de l'ignorance, de la peur et de l'esprit de routine, a réalisé ce résultat pratique, ne saurait avoir que des hallucinations en matière de pathologie et de thérapeutique générales. Mais, c'est s'arrêter beaucoup trop à une opposition aveugle; revenons à l'honorable M. Genest.

Peu satisfait de l'argumentation de ses devanciers, M. Genest entre à son tour en lice, non plus avec les ressources bornées offertes par un département ou une province, mais avec les documents grandioses que lui fournit la statistique médicale de l'armée de la Grande-Bretagne. On a vu plus haut l'erreur commise par M. Gintrac en voulant juger l'influence du sol des *localités* d'après le chiffre des malades d'un *arrondissement*. M. Genest va plus loin; ses *arrondissements* à lui ne sont rien moins que de vastes parties du monde (1), telles que la Grande-Bretagne, l'Amérique du sud, la Méditerranée, etc., etc. Il espère arriver à une conclusion définitive en comparant la proportion des phthisies et des fièvres intermittentes dans ces immenses régions!

(1) Ce n'est pas seulement dans le sens horizontal qu'il faut éviter d'embrasser de trop vastes contrées; l'île la plus circonscrite dans ce sens, mais présentant des points de sa surface très-élevés au-dessus du niveau de la mer, peut également induire en erreur si l'on considère en bloc la pathologie de tous les degrés d'élévation. Cette erreur a été fort souvent commise pour les Antilles dont on connaît la configuration et les *mornes*.

Nous avons eu occasion d'insister à diverses reprises sur le rôle important que jouent dans la production des malades des armées le séjour antérieur. M. Genest n'en tient aucun compte; pour lui toutes les maladies de l'armée anglaise sont, si nous pouvons ainsi nous exprimer, *autochthones*, ou contractées sur place. M. Boudin lui reproche de ne tenir compte ni des détachements ni des mouvements auxquels toutes les armées sont assujetties; M. Genest réplique que l'armée anglaise ne bouge pas. En présence d'une telle affirmation, nous avons dû recourir aux sources mêmes auxquelles s'est inspiré ce médecin, et nous nous sommes convaincus que les auteurs de la *Statistique médicale* de l'armée anglaise sont d'un avis tout à fait opposé, avis formulé presque à chaque page de leur ouvrage et de la manière la plus explicite.

Voici, par exemple, ce que dit, dans son *Introduction*, le docteur Wilson (t. I, p. 7): « Des navires sont souvent envoyés en mission du cap de Bonne-Espérance aux Indes-Occidentales, de Rio-de-Janeiro au Cap, ou de Lisbonne à la côte occidentale de l'Afrique, où ils séjournent plus ou moins longtemps, pour revenir après l'accomplissement de leur mission à leur point de départ. Il devient dès lors *impossible de préciser la part d'influence de chaque séjour sur la santé des hommes*... D'après ces renseignements, il serait donc très-peu utile (*unprofitable*) de chercher à apprécier la part d'influence de chaque station sur la santé des marins, à moins qu'il ne s'agît de la fièvre des Indes-Occidentales (fièvre jaune), sur l'origine de laquelle il n'existe aucun doute. »

Puis, page 8: « Il est souvent très-difficile de reconnaître l'origine de la phthisie (*consumption*) et de préciser la partie du commandement militaire à laquelle il pourrait être permis d'en attribuer la production. »

Voilà ce que tout le monde peut lire au commencement même de l'ouvrage dont on invoque les documents dans une question d'*endémicité*. Il faut convenir qu'en présence de tels aveux de la part même des auteurs de la *Statistique médicale anglaise*, le silence gardé par M. le docteur Genest est à peine explicable. Nous pourrions multiplier de telles citations à l'infini; il nous semble préférable de renvoyer le lecteur non convaincu aux ouvrages mêmes de MM. Wilson et Mac Tulloch.

Dans l'appréciation de l'influence marécageuse, M. Genest ne tient compte que de fièvres *intermittentes*; mais d'abord on peut fort bien habiter un pays marécageux sans avoir la fièvre, et, si nous jetons un coup d'œil sur les formes pathologiques diverses qui peuvent exprimer l'influence paludéenne, nous voyons les fièvres rémittentes *et même continues* figurer souvent dans une large proportion. Le chiffre considérable des maladies qualifiées dans les documents anglais de *remittent* et de *continued fevers* sont là pour démontrer la vérité de cette dernière proposition.

M. Genest garde le silence sur l'absence de la fièvre typhoïde dans les localités indiquées par MM. Wilson et Tulloch, comme étant ravagées par les fièvres de marais. Serait-ce parce que cette absence ne cadrait point avec la thèse qu'il avait en vue de soutenir?

La *Statistique anglaise* signale une proportion fort considérable d'*hémoptysies*, qui ne sont le plus souvent autre chose que des phthisies. M. Genest les passe sous silence.

Le docteur Wilson signale à diverses reprises l'erreur de diagnostic, commise dans l'appréciation du nombre des phthisiques par les chirurgiens de la marine, erreur rendue manifeste par l'énorme proportion des prétendues guérisons des malades de cette catégorie. M. Genest préfère, et pour cause, garder le silence sur tous ces aveux qui eussent démonétisé les faits servant de base à son argumentation. Si M. Tulloch ne fait pas d'observations analogues sur le diagnostic des chirurgiens de l'armée de erre, c'est que M. Tulloch, *capitaine au 45e régiment d'infanterie* (et aujourd'hui lieutenant-colonel), en est détourné par un sentiment honorable de convenance.

On a vu plus haut les faits cités par M. Boudin et qui établissent l'action à peu près négative de l'influence marécageuse sur la race nègre, action négative qui a pour résultat de ne point conférer aux hommes de cette race le bénéfice de l'immunité antituberculeuse que l'on observe dans la race blanche. Cette simple remarque prouve que la pathologie des deux races doit être distinguée avec soin. L'évidence de l'antagonisme eût été trop palpable ; M. Genest a préféré confondre les résultats pathologiques observés dans les deux races, aussi a-t-il parfaitement réussi, rendons-lui cette justice, à embrouiller la question.

Telles sont, très-succinctement, les objections que nous croyons devoir faire aux allégations de M. Genest, et que nous soumettons avec la confiance la plus entière à l'appréciation des lecteurs impartiaux.

Des documents nombreux exposés dans les trois chapitres de ce travail, nous croyons pouvoir déduire les conclusions suivantes :

1° L'antagonisme en général, c'est-à-dire l'immunité que puise l'organisme dans une diathèse morbide contre un certain ordre de phénomènes pathologiques, est un fait incontestable ;

2° L'antagonisme en particulier, ou l'immunité que puise l'organisme dans une modification *profonde* par l'influence marécageuse, contre la tuberculisation pulmonaire et la fièvre typhoïde, s'appuie aujourd'hui sur des faits trop nombreux, trop imposants, pour n'être pas pris en sérieuse considération sous le double rapport de la science et de l'art ;

3° Enfin, on peut dire encore aujourd'hui avec M. Genest, qu'aucune des attaques dirigées contre le dogme de l'antagonisme, ne l'a sérieusement atteint et encore moins renversé.

IV.

Question de l'antagonisme; appréciation de quelques objections, et rétablissement des termes du problème, par M. BOUDIN.

« *Non numerandæ, sed perpendendæ sunt observationes.* »

S'il est un point du problème de l'antagonisme qu'une polémique de trois années devrait avoir définitivement éclairé, c'est, assurément, celui qui concerne la question elle-même, c'est à dire les termes dans lesquels elle a été formulée. En effet, si pour quelques esprits la victoire peut encore paraître incertaine, au moins, l'objet de la lutte et le terrain sur lequel se livre le combat devraient-ils, aujourd'hui, être connus de tous, et particulièrement de ceux qui prétendent prendre part au débat. Malheureusement, il est loin d'en être ainsi ; car, depuis l'origine de la lutte jusqu'à ce jour, nous voyons la discussion se traîner dans une logomachie de plus en plus obscure, et se traduire par la reproduction et la réfutation alternées d'arguments dont le moindre défaut est, peut-être, celui de n'avoir aucun rapport avec la question en litige. Telle a été la lutte dès le commencement, telle nous la voyons encore se prolonger aujourd'hui. *Quousque tandem?*

Je ne cesse de répéter depuis trois ans qu'il ne peut être question, qu'il ne s'est jamais agi de je ne sais quel antagonisme entre la phthisie et la *fièvre intermittente;* qu'une telle proposition serait insoutenable, absurde. Peine inutile ! des hommes sérieux s'obstinent à se ruer contre l'être de leur fiction, et à renouveler ainsi, sur le terrain scientifique, le combat contre les moulins à vent.

Longtemps détourné par de nombreuses occupations, d'une lutte dans laquelle la faiblesse même des objections semblait me dispenser d'intervenir, je me décide aujourd'hui à rentrer en lice. C'est qu'en effet, si le silence a son éloquente signification, il ne faut pas cependant perdre de vue que la paresse naturelle de la plupart des esprits n'est que trop encline à prendre le bruit pour l'insigne de la vérité, et que, dans la science comme dans le monde politique, la foule, *ventosa plebs,* compte plutôt qu'elle ne pèse les suffrages. D'ailleurs, si l'on n'y prenait garde, un des plus grands problèmes d'hygiène publique et de pathologie générale, à force d'être rapetissé, ne tarderait pas à se voir réduit aux mesquines proportions d'une statistique de village ou d'hospice.

J'entends, par antagonisme, le principe en vertu duquel certains états, certaines diathèses confèrent à l'organisme une immunité plus ou moins prononcée contre un ordre donné de manifestations pathologiques.

Cet antagonisme est-il un rêve, ou bien est-il une réalité fondée sur la nature même des choses? Pour nier la vérité de ce principe pathologique, il faut avoir fermé les yeux à l'évidence ; il faut ne voir qu'une utopie médicale dans l'action préservatrice de la vaccination, dans l'immunité qui résulte d'une première atteinte de certaines maladies contagieuses, etc., etc. N'en déplaise donc aux esprits qui ont horreur de tout principe, l'antagonisme pathologique est une *loi,* et, quelque ambitieux que puisse paraître ce mot, sa propriété ici est complète : « *Lex est ratio profecta e naturâ rerum* (1). »

Mais, de ce que la loi est manifeste, incontestable, en résulte-t-il qu'il ait jamais existé un antagonisme du genre de celui contre lequel on est étonné de voir quelques

(1) Cicero, *De lege.*

personnes s'escrimer avec une passion qui ne le dispute qu'à la naïveté de leurs attaques? En d'autres termes, existe-t-il un antagonisme entre la phthisie pulmonaire et la fièvre intermittente? Franchement, je ne connais point cet antagonisme-là, et, s'il est une chose qui doive surprendre, c'est, assurément, qu'il ait pu se rencontrer des médecins disposés à exécuter de lointains voyages, dans le seul but de vérifier ou de réfuter une si étrange proposition.

Que signifie, en effet, la prétendue opposition entre la phthisie et la fièvre, qui, depuis trois ans, sert de texte à tant de déclamations? Voudrait-on prouver, par hasard, qu'un tuberculeux n'est point garanti contre la fièvre, ou que l'homme qui, pour avoir passé *quelques minutes* sur les bords d'un marais, y aura contracté une fièvre intermittente, n'est point, pour cela, à l'abri de la phthisie pulmonaire? Mais, personne n'a jamais songé à soutenir la thèse singulière contre laquelle tant de science est gratuitement dépensée! Ou bien, voudrait-on démontrer que l'admission de nombreux phthisiques dans un hôpital n'exclut point l'admission de malades atteints de fièvres d'accès dans le même établissement? Mais, encore une fois, qui donc a jamais eu la naïveté de soutenir le contraire? C'est donc avec juste raison, que je comparais tout à l'heure la lutte contre l'antagonisme à certain combat dont Cervantes nous a conservé le souvenir.

De ce qui précède, il résulte qu'il s'agit ici, non de réfuter des objections ayant trait à une thèse toute fictive, mais de rétablir, pour la centième fois, les termes de la proposition de l'antagonisme, appliquée à l'influence paludéenne. Sous ce rapport, je ne puis mieux faire que de reproduire ici le passage suivant textuellement extrait de mon Mémoire publié dans le numéro de janvier 1845, des *Annales d'hygiène publique et de médecine légale* :

« Avant tout, il importe de bien poser les termes de la question qui fait l'objet de « notre examen; cette question, la voici : celles des localités marécageuses qui im- « priment à l'organisme une modification *profonde*, se font-elles remarquer par la ra- « reté relative de la fièvre typhoïde et de la phthisie pulmonaire?

« On voit qu'il ne s'agit ici nullement d'un antagonisme entre les *fièvres intermit-* « *tentes*, la phthisie pulmonaire et la fièvre typhoïde..... Notre proposition n'exclut « en aucune manière, des lieux où règnent la fièvre typhoïde et la phthisie, la coïnci- « dence éventuelle de quelques fièvres intermittentes dont la manifestation se produit « souvent par une modification très-superficielle de l'organisme, sous l'influence ma- « récageuse, etc., etc., etc. »

Après des explications aussi catégoriques et précises que souvent répétées, on est, à bon droit, étonné de voir affluer, jusqu'au sein de l'Académie, des Mémoires n'ayant d'autre objet que de démontrer la possibilité de la rencontre simultanée, dans une même ville ou dans un même hôpital, de malades atteints de phthisie ou de fièvre intermittente, affections dont on ne prend même plus la peine de démontrer l'origine endémique et commune.

Comme bien on le pense, je n'aborderai pas les détails de ces divers travaux; qu'il me suffise d'avoir rappelé qu'il n'y a pas lieu à réfuter une argumentation sans rapport aucun avec la proposition de pathologie générale par moi formulée. Qu'importe, en effet, à l'avenir du principe que je défends, qu'à Tours, à Rochefort ou à Amsterdam, les mêmes hôpitaux aient reçu des phthisies et des fièvres intermittentes, si la communauté d'origine n'est point établie; si les phthisiques n'y ont point subi, d'une manière *profonde* et *prolongée*, l'influence paludéenne, ou si les fièvres intermittentes n'ont pas été contractées *dans l'intérieur* de la ville ou du quartier qui a donné naissance à la phthisie? Si, pour démontrer la non-efficacité du quinquina ou du mercure, il suffisait de faire une simple énumération de quelques centaines d'individus atteints de fièvre ou de syphilis, qui auraient pris sans résultat un des deux médicaments héroïques dont il s'agit, quelle est la médication basée sur l'expérience des siècles, capable de résister à ce mode étrange de réfutation? Mais, assez sur ce point.

Il est un autre genre d'attaque qui paraît sourire beaucoup aux adversaires du principe de l'antagonisme : il consiste à reproduire, d'une manière incessante, des arguments déjà mille fois réfutés, et dont la faiblesse native trouvait au moins une excuse dans l'entraînement d'une quasi-improvisation, mais dont l'éternelle reproduction est au moins aussi maladroite que peu loyale.

Ainsi, par exemple, j'ai démontré maintes fois que les documents numériques publiés par le gouvernement anglais, sur les maladies et la mortalité des armées de terre et de mer de la Grande-Bretagne, ne pouvaient avoir aucune valeur au point de vue de la question de l'antagonisme, attendu que les maladies n'y ont souvent aucun rapport d'origine avec les localités dans lesquelles elles ont été constatées, et que, de l'aveu même des auteurs de ces documents, les affections qualifiées de phthisies, *ne sont pas des phthisies* (1). Mais citons un exemple des étranges bévues auxquelles peut conduire la simple énonciation des chiffres des documents dont il s'agit, s'il n'est pas tenu compte du texte explicatif.

Les hôpitaux de Malte ont reçu, dans la période de 1817 à 1836, un grand nombre de fièvres paludéennes et de phthisies pulmonaires. Voilà qui n'est guère favorable à l'antagonisme. Cependant, si l'on prend la peine de lire le texte, les choses changent de face. Voici, en effet, comment s'exprime M. Tulloch : « Les habitants de Malte paraissent subir l'influence des maladies pulmonaires au même degré que ceux des « pays les plus septentrionaux, tels que la Suède, par exemple, où les décès causés par « ces affections figurent dans la proportion de 5, 6 sur 1,000 individus vivants..... « Quant aux fièvres intermittentes, elles avaient pour ainsi dire toujours une origine « étrangère au climat de Malte, et il a été constaté qu'elles avaient été contractées « pendant un *séjour antérieur*, soit dans les îles Ioniennes, soit dans un autre foyer. « (*Statistical reports on the sickness and mortality of the troops.* London, 1840, pag. « 23. A.) » On me dispensera, je l'espère, d'insister davantage sur la faiblesse de l'argumentation exclusivement numérique basée sur les documents que je viens de citer.

D'autres préfèrent insinuer que les faits observés à Strasbourg constitueraient une réfutation victorieuse du principe de l'antagonisme, comme si la vétusté était de nature à donner à des faits une valeur qui leur manquait à leur origine. Je ne connais, sur Strasbourg, que les documents relatifs à la clinique de la Faculté, et qui peuvent se résumer ainsi : l'hôpital de la clinique de cette ville, qui reçoit habituellement un grand nombre de phthisies et de fièvres typhoïdes, a reçu, dans une période de 6 ans et 4 mois, c'est-à-dire en trois cent trente et une semaines :

Fièvres intermittentes.................... 335

Une fièvre intermittente par semaine, et même sans indication d'origine, dans une ville de cinquante mille habitants, voilà sans contredit un argument bien fait pour attester l'intensité de l'influence paludéenne dans Strasbourg. Eh bien! s'il pouvait rester encore quelques doutes sur le rôle dévolu, dans cette ville, à l'influence marécageuse, je

(1) *The term phthisis was not correctly applied*, tom. II, pag. 227. — *The term phthisis has been applied to other affections*, tom. Ier, pag. 215. Je pourrais multiplier à l'infini les preuves de ce que j'avance; mais, à quoi bon? Elles n'empêcheraient pas certaines hallucinations volontaires de se reproduire.

pense que les documents suivants, que j'emprunte à la *Topographie médicale de Strasbourg*, par Graffenhauer, suffiraient pour les dissiper :

Sur un total de 20,161 décès, correspondant à la période de dix ans, de 1806 à 1815,

1,349 sont attribuées à la phthisie pulmonaire, et

17 seulement à des fièvres réputées de nature marécageuse;

encore n'est-il nullement établi que ces fièvres avaient été contractées *en ville*, c'est-à-dire hors des foyers marécageux extérieurs qui entourent Strasbourg. Viendra-t-on dire de nouveau que les fièvres paludéennes ne sont que très-rarement cause de mort? Nous admettons le fait, mais seulement dans les localités où l'influence palustre est peu prononcée, où, par conséquent, son faible degré est incapable de produire l'antagonisme.

Si, des causes de la mortalité, nous passons maintenant à l'examen de la marche pathogénique des saisons, les faits ne se montrent pas plus favorables à l'hypothèse des adversaires de l'antagonisme. Voici, en effet, comment se trouvent répartis 58,048 décès constatés à Strasbourg, dans la période de trente ans, de 1805 à 1835 :

Mars	5,809	décès.
Avril	5,493	—
Janvier	5,247	—
Février	4,994	—
Mai	4,990	—
Août	4,652	—
Décembre	4,642	—
Septembre	4,374	—
Novembre	4,290	—
Octobre	4,229	—
Juin	4,209	—
Juillet	4,127	—
TOTAL	58,048	décès.

Or, est-il possible, pour quiconque est tant soit peu familier avec les travaux récents d'hygiène publique, de prêter un caractère paludéen d'une certaine importance, à une ville où la mortalité se trouve ainsi répartie? J'ai habité Strasbourg à deux reprises différentes, et je visitais alors avec assiduité les hôpitaux militaires et civils; or, j'affirme n'avoir jamais rencontré, chez les habitants de *la ville proprement dite*, la moindre trace de cette diathèse particulière, qui caractérise la population des localités vraiment marécageuses; je dis « la ville proprement dite, » parce que certains faubourgs, tels que la citadelle, la Robertsau, etc., offrent des conditions pathologiques diamétralement opposées.

Est-ce à dire que cette ville, sur laquelle on me force de revenir d'une manière incessante, ait toujours été exempte, au même degré, de maladies à cachet paludéen? Je ne le pense pas, et, au besoin, je trouverais, dans la dénomination même de plusieurs de ses quartiers, la preuve de ma manière de voir. Ainsi, le quartier situé près de la Porte des pêcheurs, s'appelait autrefois *Beym-Tich*, ce qui, en *allemand de Strasbourg*, signifie *près de l'étang*. Entre l'Ill et les murailles de la ville, se trouvait un vaste marais, comme l'indiquent encore aujourd'hui les noms de *gruner, alter, neuer, durrer Bruch* (marais vert, vieux, neuf, sec, etc.). Il est permis, enfin, de dériver le nom du quartier de la Krutenau, du mot *Krætenau*, qui signifie île des crapauds. Le chroniqueur Kleinlauel (1) cite vingt inondations de la ville dans la seule période de 1524 à 1589 ; or, on peut se faire une idée des ravages que devaient exercer autrefois les maladies de marais. Mais aussi, parmi toutes les épidémies de Strasbourg dont l'histoire nous a conservé le souvenir, je cherche vainement une seule épidémie de typhus, depuis l'an 591 jusqu'au commencement du dix-septième siècle; le premier typhus épidémique de Strasbourg correspond, si je ne me trompe, à l'année 1622. A dater de cette époque, à laquelle correspondent de grands travaux de desséchement, le cachet paludéen des maladies endémiques s'efface de plus en plus ; les épidémies de typhus se multiplient, malgré l'agrandissement de la ville, et *malgré le décroissement de l'agglomération de la population.* De temps à autre, une grande inondation du Rhin vient rétablir l'ancien état des choses ; alors les fièvres paludéennes reprennent le dessus, et les maladies ordinaires décroissent dans une proportion correspondante.

C'est ainsi que la grande inondation des bords du Rhin, en 1824, fut suivie, à Strasbourg, dans les années 1825, 1826 et 1827, d'une augmentation de vingt pour cent dans la proportion ordinaire des malades atteints de fièvres intermittentes. Voici quel avait été, à l'hôpital militaire, le chiffre des admissions dans les quatre années qui précédèrent l'inondation :

En 1821,	sur 2,181	admissions,	887	fièvres intermittentes,	ou 41	sur 100.
— 1822,	— 2,260	—	948	—	42	—
— 1823,	— 2,300	—	990	—	43	—
— 1824,	— 3,249	—	1,517	—	47	—
		Total....	4,342			

Ainsi, de 1821 à 1824 exclusivement, la moyenne annuelle des admissions pour fièvres intermittentes (2) avait été de 43,25 sur 100. Ce ne fut qu'en 1825 que les effets de l'inondation commencèrent à se dessiner, c'est-à-dire après le retrait des eaux, dont l'influence fébrifère se prolongea pendant quatre années, comme l'indiquent les chiffres suivants :

En 1825,	sur 2,592	admissions,	1,938	fièvres intermittentes,	ou 75	sur 100.
— 1826,	— 2,681	—	2,030	—	75	—
— 1827,	— 3,486	—	2,571	—	74	—
— 1828,	— 3,655	—	2,469	—	68	—
		Total....	9,008			

Il résulte de là que la proportion des admissions, pour fièvre intermittente, qui, pendant l'inondation, avait été de 43,25 sur 100, s'éleva, pendant les quatre années suivantes, à une moyenne de 73 sur 100 ! Mais voici qui donne un intérêt spécial aux faits qui précèdent. On a pu voir que le chiffre des admissions pour fièvres intermittentes qui, de 1821 à 1824, était de 4,342, s'éleva, dans les quatre années suivantes, à 9,008. Or, à cette occasion, M. le professeur Tourdes père, ancien médecin de l'hôpital militaire

(1) *Strassburger Chronik durch einen Liebhaber der teutschen Poëterey,* 1625.

(2) Pour prévenir de nouveaux malentendus, qui pourraient résulter de l'élévation du chiffre des militaires traités à Strasbourg de fièvre intermittente, je dois rappeler qu'une partie de la garnison est enfermée à la citadelle, quartier éminemment marécageux, mais situé hors de la ville; sans compter que les fièvres paludéennes, dans l'armée surtout, n'ont souvent rien de commun avec la localité dans laquelle elles se manifestent.

de Strasbourg, à qui nous sommes redevables de ces curieux et importants documents, fait la réflexion suivante (1):

« Il n'en fut pas de même des maladies CONTINUES, qui, de 1821 à 1824, se mon-
« trèrent au nombre de 5,648, mais dont le chiffre, de 1825 à 1828, tomba à 3,406; la
« proportion des maladies *continues* qui, en 1821, avait été de 59 sur 100 malades,
« s'abaissa :

« En 1825, à 25 sur 100.
« — 1826, à 25 —
« — 1827, à 26 —
« — 1828, à 32 — »

Si nous résumons les faits précédents, relatifs aux maladies de Strasbourg, nous voyons que les documents fournis par Graffenhauer, par M. Bærsch et par M. le professeur Forget lui-même, loin d'attester une influence paludéenne prononcée dans cette ville, en démontrent au contraire la faible intensité. Qu'y a-t-il, dès lors, d'étonnant dans les ravages exercés par la phthisie et par la fièvre typhoïde? Ces mêmes documents établissent encore que la marche pathogénique des saisons n'est, en aucune manière, celle qui est caractéristique des localités marécageuses proprement dites; enfin, ils démontrent que, lorsque accidentellement, et par suite des inondations du Rhin, les fièvres de marais ont acquis, à Strasbourg ou aux environs, une certaine intensité, toujours les fièvres continues ont diminué dans une proportion correspondante.

En ce qui concerne Bordeaux, nous n'avons jamais compris comment on a pu concevoir la pensée de faire passer cette magnifique cité pour une localité marécageuse. Même en admettant que les 367 fièvres intermittentes, traitées dans les salles de M. Gentrac, fussent toutes contractées dans l'*intérieur* de la ville, ce qui valait bien la peine d'une démonstration dans une discussion relative à l'endémicité, ce chiffre de 367 se rapportant à une période de quatre années, de 1839 à 1842, ne donne, en moyenne, pas même 100 fièvres intermittentes sur une population de plus de 150,000 habitants!

On voit qu'en examinant de près toutes ces prétendues objections, on les trouve fort innocentes au point de vue du principe qui nous occupe, et, loin d'infirmer, elles confirment au contraire la proposition de l'antagonisme. Ce que nous disons de Strasbourg et de Bordeaux s'applique aux documents produits, dans ces derniers temps, sur Rochefort et sur Tours, documents dans lesquels les maladies contractées dans l'*intérieur de la ville* ont été confondues avec les maladies du dehors. Enfin, en ce qui concerne l'opinion des médecins hollandais, sur la non-exclusion de la phthisie pulmonaire des grandes villes où se rencontrent quelques fièvres intermittentes, nous ne prendrons pas la peine de la réfuter, attendu qu'elle est sans rapport avec notre proposition. Pour trouver une coïncidence de la phthisie avec des fièvres intermittentes, besoin n'est nullement d'aller la chercher en Hollande; je doute qu'il existe une seule ville en France où elle ne se rencontre.

Après avoir passé en revue les documents opposés au principe que je défends, et les avoir réduits à leur véritable valeur, il me reste à parler d'un travail publié dans le numéro de janvier du *Journal de médecine*, et dans lequel l'auteur, M. Bricheteau, s'est proposé, comme l'indique le titre même de l'article, de procéder à l'*examen des opinions émises sur l'antagonisme entre la phthisie pulmonaire et les* FIÈVRES INTERMITTENTES.

(1) *Journal de la Société des sciences, agriculture et arts du Bas-Rhin.*

Le simple énoncé de ce titre suffirait pour démontrer que l'examen de M. Bricheteau a trait à un antagonisme qui n'est pas le nôtre, circonstance qui, à elle seule, nous dispense de toute réfutation quant au fond. Remarquons toutefois, que, tout en acceptant comme sérieuses les objections citées plus haut, et dont nous avons fait justice, M. Bricheteau n'en conclut pas moins que :

« *L'on ne peut méconnaître qu'il y ait, soit dans le climat des contrées marécageuses,* « *soit dans l'influence paludéenne, quelques conditions favorables aux tuberculeux. Et* « *la connaissance de ces conditions est due aux auteurs des travaux que nous venons* « *d'examiner.* »

Or, la proposition de l'antagonisme, telle que nous l'avons formulée, ne dit pas autre chose, et nous sommes heureux de nous trouver d'accord sur ce point avec M. Bricheteau; seulement, si les objections rapportées par ce médecin avaient réellement la valeur qu'il semble leur prêter, peut-être les conclusions que nous venons de citer manqueraient-elles tant soit peu de justesse.

Après avoir admis la possibilité de l'action favorable de l'*influence paludéenne pour les tuberculeux,* M. Bricheteau s'empresse d'apporter une restriction à cette opinion, en ajoutant : « Au lieu d'invoquer *je ne sais quelles tendances opposées*, ne serait-il « pas possible de se rendre raison de cette espèce de prophylaxie par la chaleur uni- « forme qui règne dans plusieurs localités marécageuses, *chaleur humide, qui, en favo-* « *risant le développement de la fièvre,* s'oppose à la tuberculisation des poumons? »

Pour notre compte, nous ne voyons pas ce que les tendances opposées de certaines diathèses peuvent avoir de si surprenant. Dans le Mémoire publié dans le numéro de janvier 1845, des *Annales d'hygiène publique,* nous avons cité des centaines d'exemples d'immunité due à l'influence sur l'organisme de modificateurs miasmatiques ou autres agents pondérables.

Quant à l'hypothèse d'une prétendue chaleur uniforme, considérée comme cause de prophylaxie, non-seulement elle ne repose sur aucun fait avéré, mais encore elle est contraire à l'expérience. Lorsqu'au commencement de la discussion sur l'antagonisme, les médecins de la Bresse marécageuse se levèrent en quelque sorte comme un seul homme pour attester la vérité de ma proposition, leur déclaration établissait implicitement que l'uniformité de température, inconnue aux marais de la Bresse, n'avait que faire dans le phénomène de l'immunité contre les tubercules. La déclaration des médecins de la Bresse avait une grave signification; elle se résumait ainsi : dans les localités où l'influence paludéenne est *très-prononcée*, point de phthisiques; là où cette influence est *faible*, quelques phthisiques; enfin, dans les localités où l'influence paludéenne est nulle, beaucoup de phthisiques. Voilà ce que disaient les médecins français de la Bresse, parce qu'ils comprenaient la question, et que, pour eux, il ne s'est jamais agi d'un antagonisme entre la phthisie *et les fièvres intermittentes.*

Mais, revenons un instant à l'hypothèse de l'efficacité d'une température uniforme. M. Tulloch, auteur des travaux statistiques de l'armée anglaise, après avoir insisté sur les ravages de la phthisie à Malte, où, comme on sait, il n'y a pas de marais, ajoute textuellement :

« Les résultats qui précèdent démontrent à l'évidence combien le climat de Malte « est peu favorable aux personnes prédisposées aux affections pulmonaires, circon- « stance d'autant plus digne de remarque que le thermomètre ne descend presque ja- « mais à zéro, et que la température de la nuit est, à peu de chose près, celle « du jour.

« Sur 665 militaires anglais, décédés à Malte dans une période de vingt ans, 245 ont « succombé à des maladies du poumon (1). »

Ainsi donc, d'une part, la température uniforme n'existe pas dans les localités à cachet marécageux prononcé de la Bresse, où la phthisie est rare ; elle existe, au contraire, dans une foule de localités où les phthisiques abondent.

En terminant, je crois devoir rappeler que l'exactitude du principe de l'antagonisme est aujourd'hui constatée par le témoignage de plusieurs centaines de médecins, sur un grand nombre de points du globe appartenant aux quatre parties du monde. De mon côté, j'ai insisté sur l'absence de l'immunité tuberculeuse dans les localités marécageuses situées en dehors de la zone géographique des fièvres paludéennes. Ainsi, Saint-Pétersbourg, qui, malgré son entourage de marais, n'a cependant pas de fièvres intermittentes, présente une proportion énorme de phthisies et de fièvres typhoïdes.

J'ai insisté sur la fréquence de la phthisie dans la race nègre, fréquence coïncidant avec une immunité très-prononcée contre les fièvres de marais. J'ai signalé les observations de MM. Candy, Santy et Skilizzi, en France ; de M. Green, en Amérique, et de M. Schœnlein, en Suisse, qui toutes s'accordent à constater l'augmentation de la proportion des tuberculeux après le desséchement des marais. Enfin, j'ai insisté sur trois monographies différentes, publiées sur l'augmentation de la proportion des phthisiques dans Londres, par sir Gilbert Blane, par Heberden et par Woolcombe, et j'ai fait remarquer la coïncidence de cet accroissement de la phthisie avec la disparition des fièvres de marais de Londres, dont la population, du temps de Willis, Morton et Sydenham, était décimée par ces dernières maladies.

Si quelques objections, sans rapport d'ailleurs avec ma proposition, étaient de nature à détruire la haute signification d'un ensemble aussi imposant de faits, la vérité n'aurait plus qu'à se couvrir d'un voile de deuil, car l'accès dans le sanctuaire de la science lui serait à jamais interdit.

(1) Malte est située à peu près sous le même parallèle qu'Alger, et sa température est à la fois et plus élevée et plus égale que celle de cette dernière ville ; Malte n'a pas de marais, et les fièvres intermittentes ne semblent s'y rencontrer que par importation ; à Alger, au contraire, la forme et le fond paludéens prédominent dans les manifestations pathologiques ; les maladies de poitrine y sont, au contraire, d'une rareté en quelque sorte proverbiale, tandis qu'elles figurent, comme on le voit, pour plus d'un tiers dans la mortalité des troupes anglaises en garnison à Malte.

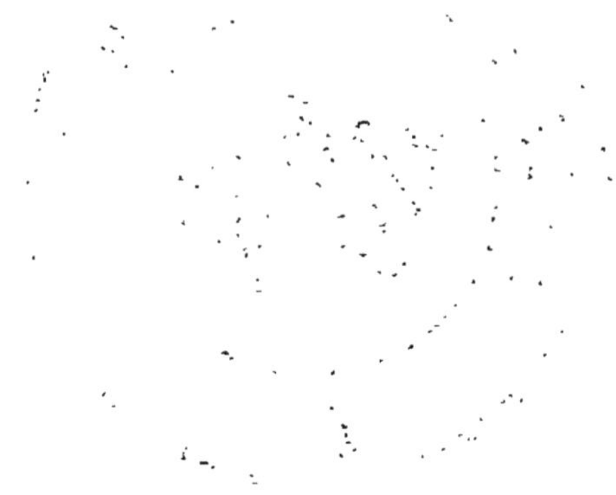

PARIS. — IMPRIMERIE DE PAUL DUPONT,
Rue de Grenelle-Saint-Honoré, 55.

www.ingramcontent.com/pod-product-compliance
Ingram Content Group UK Ltd.
Pitfield, Milton Keynes, MK11 3LW, UK
UKHW022139190726
13855UKWH00003B/1245